R.S. Schneider
Prostatakrebs für Praktiker

AF672646

R.S. Schneider

Prostatakrebs für Praktiker

Rediroma-Verlag

Bibliografische Information der Deutschen Nationalbibliothek:
Die Deutsche Nationalbibliothek verzeichnet diese Publikation in der Deutschen Nationalbibliografie; detaillierte bibliografische Daten sind im Internet über http://portal.dnb.de abrufbar.

ISBN 978-3-96103-559-5

Copyright (2019) Rediroma-Verlag

Alle Rechte beim Autor

www.rediroma-verlag.de
9,95 Euro (D)

Inhaltsverzeichnis

Einleitung zum Thema Krebs

Für dieses Jahr werden von Gesundheitsexperten etwa 500.000 Neuerkrankungen in Deutschland mit der Diagnose Krebs vorausgesagt. Seit 1970 hat sich damit die Zahl der Menschen mit dieser Krankheit verdoppelt. Begründet wird diese Zunahme mit der Tatsache, dass die Bürger in unserem Land immer älter werden. Im Alter nehmen Krebserkrankungen nachweislich zu.

Eigentlich hat der normale Mensch den Wunsch, gesund und möglichst schmerzfrei sehr alt zu werden, um dann über Nacht, wenn es denn sein muss, im Schlaf zu sterben. Das kommt zwar vor, ist aber leider nur selten der Fall. Ich hatte zwei Kollegen, die auf diese Weise gestorben sind. Keinesfalls möchte man mit der Krankheit Krebs konfrontiert werden und in einem langen Leidensweg dahin siechen.

Die meisten Männer sterben an Lungenkrebs, obwohl es jährlich „nur" 50.000 Neuerkrankungen gibt, bei Frauen steht immer noch der Brustkrebs an erster Stelle der Todesursachen. In Deutschland gibt es 70.000 Neuerkrankungen im Jahr mit der Diagnose Brustkrebs. 17.000 Betroffene sterben an dieser Krankheit. Inzwischen hat man die Möglichkeiten der Früherkennung von Brustkrebs durch den in Heidelberg entwickelten Bluttest erweitert.
Immerhin können mehr als die Hälfte aller Krebspatienten inzwischen geheilt werden. Das ist bemerkenswert.

Die Heilungschancen sind umso besser, wenn der Krebs in einem Frühstadium erkannt wird. Ein gesundheitsbewusstes Leben mit der richtigen Ernährung und ausreichender Bewegung kann das Krebsrisiko minimieren. Das trifft auch auf genetisch vorbelastete Menschen zu.

Eine regelmäßige Vorsorge kann helfen, nicht von einer Krebsdiagnose überrascht zu werden. Nicht wenige Menschen haben Angst vor einer schlimmen Krankheit und gehen gar nicht erst zum Arzt. Leider hilft dieses Verhalten weder dem Betroffenen noch den Angehörige, denn die folgenden Behandlungen werden intensiver und langwieriger sein.

Im Europäischen Kodex zur Krebsprävention wurden 12 Regeln zur Vorbeugung erstellt:

1. Rauchen Sie nicht
2. Meiden Sie verqualmte Räume
3. Achten Sie auf ein gesundes Körpergewicht
4. Bewegen Sie sich täglich
5. Ernähren Sie sich gesund mit viel Obst und Gemüse
6. Trinken Sie nur wenig Alkohol
7. Schützen Sie sich vor der Sonne
8. Schützen Sie sich vor krebserregenden Stoffen
9. Halten Sie die häusliche Belastung durch Radon gering
10. Stillen schützt vor Brustkrebs
11. Lassen Sie ihre Kinder gegen Hepatitis B impfen
12. Gehen Sie regelmäßig zur Krebsfrüherkennungs- Untersuchung

Da man durch eine Darmspiegelung zum Beispiel frühzeitig Unregelmäßigkeiten im Darm erkennen kann, ist es gegen sich selbst unverantwortlich, bis zum Ausbruch eines Darmkrebses zu warten. Trotzdem hört man immer wieder, dass die Angst vor einer Krebsdiagnose dem Mensch den Mut nimmt, sich der Untersuchung zu stellen.

In meinem Umfeld gab es einige Beispiele, wie schnell es doch gehen kann, wenn man die Früherkennungsmöglichkeiten nicht nutzt.

Ich unterhielt mich vor einigen Jahren mit einem guten Bekannten und teilte ihm unter anderem mit, dass ich vor kürzlich eine Darmspiegelung absolviert habe. Er meinte, er müsse das in der nächsten Zeit eigentlich auch mal machen. Leider versäumte er diese Untersuchung und starb nach sechs Jahren nach einem schweren Leidensweg an Darmkrebs. Seine Trauer über die versäumte Kontrolle war sicher nur sehr schwer zu ertragen.

Da heute der Patient gespritzt werden kann, gibt es auch keine Sorgen vor Schmerzen bei einer Darmspiegelung.

Mein Gartennachbar wartete trotz Beschwerden zu lange, ehe er einen Arzt aufsuchte. Auch er erhielt die Diagnose Darmkrebs. Der Darm musste verlegt werden und er arrangierte sich mit der Krankheit. Täglich sah ich ihn intensiv in seinem sehr gepflegten Garten arbeiten.

Doch plötzlich starb er an einem Herzinfarkt. Vermutlich wurde er auch mit einer Chemotherapie belastet. Man sagt ja, dass Menschen, die mit einer solchen Maßnahme behandelt wurden, stärker infarktgefährdet sind.

Wenn man Raucher ist, weiß man, dass dieses Laster auch eine lebensbedrohliche Krankheit auslösen kann. Als Alkoholiker muss man irgendwann mit einer Leberzirrhose rechnen, die in der Regel zum Tode führt. Trotzdem lässt man von der Gewohnheit nicht ab, in der Hoffnung, schon nicht betroffen zu sein. Ist man aber von keiner dieser Süchte belastet, ist eine plötzliche Diagnose einer Krebserkrankung besonders schockierend.

Aus allen Publikationen zum Thema Krebs kann man das Fazit ziehen, dass ein starkes Immunsystem mit einem richtigen Vitamin-D3-Wert die beste Waffe gegen diese Krankheit ist. Für eine intakte Psyche sollte man rechtzeitig Sorge tragen. Optimistische Menschen leiden seltener an chronischen Krankheiten und sollen dazu noch eine höhere Lebenserwartung haben. Im Alltag trifft man nicht selten auf recht langlebige, besonders böse Menschen. Vielleicht bestätigen sie als Ausnahme nur die Regel.

Gute Gefühle wirken auf das Immunsystem positiv. Deshalb sind glückliche Menschen gegen Entzündungserkrankungen weniger anfällig. Ein gutes soziales Netzwerk sei für den Körper wichtiger als die Ernährung, behaupten einige renommierte Psychosomatiker. Vom inneren Gefühl her, scheint mir an dieser Aussage etwas Wahres zu sein. Für das seelische Wohlbefinden ist ein Gen wichtig. Es wirkt auf den Spiegel des Hirnbotenstoffes Serotonin ein und ist damit für unsere Stimmung zuständig.

Man empfindet zum Beispiel Schwindelgefühle in der Regel als eine körperliche Erkrankung, obwohl ein Drittel dieser Erscheinungen eine psychische Belastung als Ursache haben. Wer hat sich schon mal so intensiv mit diesen Dingen beschäftigt? Man tut es einfach als Begleiterscheinung des Alterns ab.

Die Diagnose Krebs ist für einen Betroffenen erst einmal ein ziemlicher Schlag, ist psychisch schwer zu verkraften und führt zu unterschiedlichen Reaktionen. Optimisten tragen auch so eine Diagnose mit Fassung und machen sich in Ruhe zu den Möglichkeiten einer Heilung kundig. Man sollte seine Krebserkrankung keinesfalls geheim halten, denn schon die Mitteilung an Vertraute bringt eine gewisse Entlastung.

Jeder kennt die Angst, die man vor einer Prüfung oder bei einem Bühnenauftritt haben kann. Diese Angst kann man in Erwartung einer Krebsdiagnose haben, nur dass hier ein fatales Ende möglich ist. Es ist alles mit der Psyche eines Menschen verbunden. Ein Herzinfarkt wird oft durch emotionalen Stress ausgelöst. So wie es gelingt, Stress, Ärger und negative Gefühle auszublenden, umso besser lassen sich auch Krebsdiagnosen verkraften.

Die einen vertrauen grundsätzlich den Möglichkeiten zur Bekämpfung der Krankheit durch die sogenannte Schulmedizin und unternehmen nichts weiter. Sie geben sich ausschließlich in die Hand des Arztes. Die anderen, vielleicht kann man sie als die Mutigeren bezeichnen, müssen zwar auch die neuesten medizinischen Erkenntnisse für eine mögliche Heilung nutzen, werden aber auch selbst aktiv. Eigene Aktivitäten wecken das Gefühl etwas Entscheidendes zur Bewältigung der Krankheit zu tun. Auch wenn man ganz innerlich weiß, dass es wenig bis gar nichts bringt.

Die positive Einstellung zur Krankheit ist sehr wichtig. Die Seele muss die Macht über den Körper gewinnen.

Ich habe mich eingehend über die Therapiemöglichkeiten zum Prostatakrebs informiert. Dabei habe ich festgestellt, dass es außerhalb der Schulmedizin viele Veröffentlichungen gibt, die eine Krebsbekämpfung auf Naturbasis mit Heilungserfolg in Aussicht stellen.

Außerdem werden Berichte über naturbegründete Einzeltherapien mit nicht erwarteten Selbstheilungen publiziert. Dabei lässt sich nur schwer unterscheiden, ob die jeweiligen positiven Aussagen nur den Umsatz des angepriesenen Produktes ankurbeln oder ob sie dem Wohle der Allgemeinheit dienen sollen. Man kann es in jedem Fall einmal prüfen, ob in einem disziplinierten Selbstversuch Heilungsmöglichkeiten realisierbar sind.

Ich möchte allen Prostatakrebspatienten, die wenig Zeit haben, denen nicht dauerhaft das Internet zur Verfügung steht oder die aus anderen Gründen keine umfangreichen Recherchen anstellen können, ein Buch an die Hand geben, das die Eigeninitiative zur Unterstützung des Immunsystems zur Krebsbekämpfung, auch mit Mitteln aus der Natur, fördern soll. Gleichzeitig wird eine Therapie der Schulmedizin empfohlen, die vom Patient problemlos vertragen wird.

Es werden alle Aktivitäten erläutert, die ich selbst absolviert habe. Solche, die mir bei meinem Studium im Internet und einschlägigen Büchern zur Krebsbekämpfung, im Allgemeinen und zum Prostatakrebs im Besonderen, für Eigeninitiativen geeignet erschienen.

Dem, der es besonders eilig hat, habe ich die wichtigsten Aussagen zu den von mir eingesetzten Stoffen und die mir, als Betroffener und medizinischer Interessierter, am optimal erscheinende medizinische Therapie am Ende des Buches zusammengefasst.

Zur Krebsbekämpfung mit Mitteln aus der Natur gelten als Grundsatz die drei Punkte aus der indischen Ayurveda – Heilslehre:

1. Befreiung von der Angst vor der Krankheit
2. Absolutes Vertrauen in die Heilkraft der Natur
3. Kompromisslose Anwendung der festgelegten Ernährungsmaßnahmen

Angst vor der Krankheit hatte ich zu keinem Zeitpunkt, aber Respekt.

Die Angst kann ein depressives Verhalten nach sich ziehen und damit dem Patient über eine längere Zeit die notwendige Kraft für geeignete Maßnahmen nehmen. Wenn mit Mitteln der Natur keine Verbesserung der Krankheit erreichbar ist, gibt es inzwischen eine Reihe von medizinischen Therapien, die die Lebenserwartung deutlich steigern, beziehungsweise ein Heilung ermöglichen.

Die Wahrscheinlichkeit, Prostatakrebs zu bekommen, beträgt 16 %, doch die Wahrscheinlichkeit daran zu sterben, beträgt nur 3 %.

Dabei ist vermutlich das Alter von Bedeutung hinsichtlich eines tödlichen Ausganges der Krankheit. Der Prostatakrebs in jüngeren Jahren eines Mannes kann aggressiver sein, als bei älteren Männern.

Deshalb muss man im fortgeschrittenen Alter keine Angst vor Prostatakrebs haben.

Es werden viele Beispiele propagiert, bei denen eine Aktivierung der Selbstheilungskräfte durch Naturheilmittel zum Erfolg führte. Da fällt mir ein Reim der deutschen Lyrikerin Elli Michler ein:

„ Wenn keiner mehr an Wunder glaubt,
dann wird's auch keins mehr geben.
Denn wer der Hoffnung sich beraubt,
dem fehlt das Licht zum Leben"

Sicher ist die Anwendung eines ganzen Paketes von Maßnahmen dauerhaft notwendig, um etwas zu erreichen. Hohe Eigendisziplin ist dabei eine unabdingbare Voraussetzung. Ob man dafür die Ausdauer aufbringt, muss jeder betroffene Mann mit sich selbst ausmachen. Man kann diesen Prozess durchaus sportlich sehen.

Im Fernsehen werden ab und zu Kliniken vorgestellt, die eine Heilung von Krebs mit Mitteln der Natur dokumentieren. Ich gehe davon aus, dass diese Erfolge durch entsprechende Recherchen der Autoren belegt werden können.

Andererseits hört man von sogenannten Heilern, die ausschließlich angetreten sind, um viel Geld zu verdienen und dabei auch Todesfälle in Kauf nehmen. Bei einem Prostatakrebs sollte man von solchen Genesungsvorstellungen unbedingt Abstand nehmen.

Neben der urologischen Betreuung durch meinen Arzt, wollte ich prüfen, was mit Naturmitteln erreicht werden kann. Mir war dabei klar, dass die Möglichkeiten, einen Prostatakrebs mit der Ernährung zu beeinflussen, verschwindend gering, eigentlich gar nicht vorhanden sind.

Die beim Arzt ausgelegten Broschüren zum Prostatakarzinom sind sehr sachlich verfasst und stellen durchaus eine erste Hilfe für Betroffene dar. Dabei gefiel mir, dass die Erläuterungen mit viel Einfühlungsvermögen erfolgen. Im Grunde ist alles Notwendige erläutert, um die günstigste Therapie mit Mut anzugehen.

Der blaue Ratgeber: Prostata-Krebs – Antworten, Hilfen, Perspektiven - der Deutschen Krebshilfe ist empfehlenswert. Er enthält alle wichtigen Informationen nach einer Prostatakrebsdiagnose. Vor allem wird sehr anschaulich dargestellt, wie zum Beispiel eine Totaloperation abläuft. Diese Broschüre liegt in der urologischen Praxis, neben einer ganzen Reihe einschlägiger Fachliteratur, zum Mitnehmen aus.

Nach einer Diagnose Krebs ist man erst einmal gehemmt, sich mit der richtigen Literatur noch in einer Praxis zu versorgen. Da sollte man ruhig umfassend zugreifen. Dafür liegen diese Broschüren ja aus. Sie sind in der Regel kostenlos.

Mein Literaturstudium bringt mich dazu, die im Ratgeber aufgeführten möglichen Ursachen für Prostatakrebs um eine vermutlich wichtige Position zu ergänzen, nämlich: **Vitamin-D-Mangel**. Ärzte lassen Blutanalysen erstellen, aber die Ermittlung des D3-Wertes lassen sie meist außen vor. Warum?

Ein Autor in "Zeiten*Schriften" wirft der heutigen Medizin vor, die Augen vor der umwerfenden Wirkung des Vitamins zu verschließen. Die Pharmaindustrie würde mit allen Mitteln versuchen, den Vitamin-D-Spiegel der Bevölkerung niedrig zu halten und damit einen hohen Krankenstand zu riskieren.

Wer Krebs verhindern will, muss seinen Vitamin-D-Wert im Blut kennen und auf das erforderliche Niveau bringen.

Anzeichen eines Vitamin-D-Mangels können folgende Symptome sein:

- Anfälligkeit für Krankheiten
- Langsame Wundheilung
- Müdigkeit
- Schlafstörungen
- Knochen- oder Rückenschmerzen
- Depressionen
- Schwächegefühl
- Muskelkrämpfe

Wer kommt bei dieser Aufzählung schon auf die Möglichkeit eines Vitamin- D3-Mangels, da diese Symptome auch auf viele andere Krankheiten schließen lassen.

Als ich meinen Vitamin D3- Spiegel prüfen ließ, hatte ich ebenfalls einen deutlichen Mangel. Damit kann er auch eine Ursache für meine Erkrankung sein, denn dieses Minus bestand mit Sicherheit viele Jahre. Ich bin mir sicher, das war nicht nur bei mir so.

Ich habe Verfahrenstechnik und Chemieapparatebau studiert, bin also kein Arzt und gebe als Betroffener nur meine eigene Meinung, meine Erfahrungen im Umgang mit der Krankheit, sowie die im Internet und einschlägiger Veröffentlichungen gefundenen Informationen, wieder.

Damit übernehme ich, wie auch der Verlag, keinerlei Haftung!

Im Gegensatz zu manchen Leuten, schätze ich den Berufsstand Arzt, obwohl ich mir im Klaren bin, dass es nach dem Ende eines Medizinstudiums bessere und schlechtere Absolventen gibt. Das ist nicht anders als bei technischen Studienabschlüssen. Mir sind in meinem Leben viele kompetenzlose, aber auch Ingenieure mit einem großen Erfahrungsschatz über den Weg gelaufen.

Nicht jeder, der studiert, ist auch besonders begabt. Ein Chirurg ist neben seinem theoretischen Wissen immer noch auf seine handwerklichen Fähigkeiten angewiesen, wenn er alle Operationen zu einem guten Ende bringen möchte.

Die Personalnot in den Kliniken lässt eine allumfassende seelische und körperliche Betreuung der Patienten einfach nicht zu. Letztlich entscheidet das Individuum Arzt hinsichtlich seiner eigenen Arbeitsauffassung und Ethik, ob er dem jeweiligen Patienten etwas intensiver betreut oder nicht. An dieser Lage wird sich kaum etwas ändern. Das Personal ist angehalten alles zu tun, um eine Klinik finanziell überleben zu lassen. Da kommt es auch zu nicht unbedingt notwendigen Operationen.

Man muss bei allen Behandlungsvorschlägen eines Arztes immer seine Motivation dazu kennen. Er muss auch Geld verdienen dürfen. Für einen Operationsvorschlag gibt es von der Klinik in der Regel einen Bonus, auch das muss man wissen. Kennt man diese Gepflogenheiten, kann man sich darauf einstellen. Eine sogenannte Zweitmeinung kann man sich heute zum Beispiel im Internet einholen.

Wie es begann

Man sagt, dass 50% der Männer im Alter von 60 Jahren von einer gutartigen Prostatavergrößerung betroffen sind. Etwas beruhigend war für mich, dass diese Vergrößerung einen eventuellen Prostatakrebs nicht begünstigt. Diese Erkenntnis trifft auch auf eine Entzündung der Prostata zu.

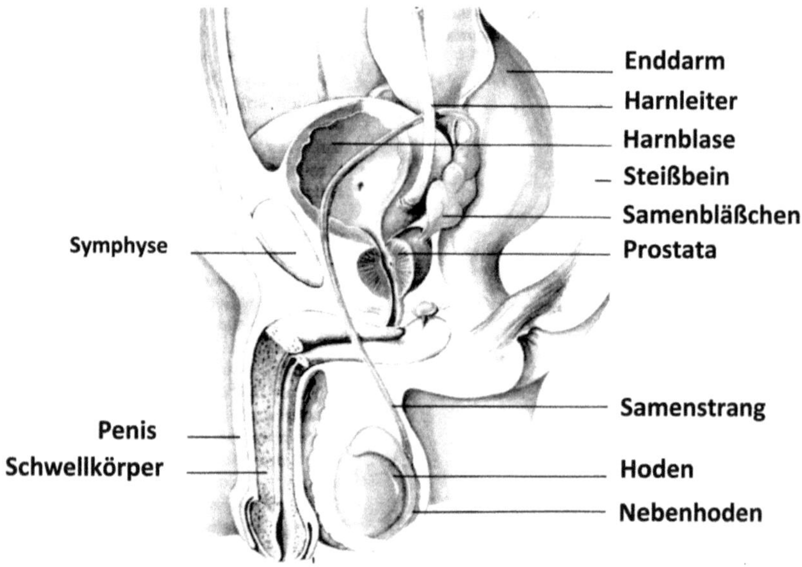

Obwohl ich in meinem Leben viel Sport getrieben habe, mich relativ gesund ernährt habe, aber leider auch beruflich bedingt viel sitzen musste, bin ich einer der Betroffenen. Dieses Dilemma kam schleichend und war mit all den vom Hörensagen bekannten Problemen verbunden.

So reduzierte sich der Harnstrahl, es kam zu Fließunterbrechungen, man musste häufiger, manchmal kam gar nichts oder man kämpfte schwitzend um jeden Tropfen. Die Neigung zu Erkältungen im Beckenbereich nahm zu.

Ich musste zum Beispiel auf einer Fahrt nach Hamburg jeden zweiten Parkplatz mit WC anfahren, um auszutreten. So etwas kannte ich vor meinem 60. Lebensjahr überhaupt nicht. Auch diverse Erkältungen der Blase oder Prostata waren mir bis dahin absolut fremd, kamen aber nun vor.

Nachdem meine Prostata auf fast das Dreifache der Normalgröße angewachsen und damit das Blasenvolumen stark verkleinert war, verschrieb mir mein Urologe mit Tamsulosin einen Alphablocker, um das Prostatagewebe geschmeidig zu halten und damit das Wasserlassen zu erleichtern. Dieses Medikament wirkt auch auf die Häufigkeit eines Toilettenganges, insbesondere in der Nacht.

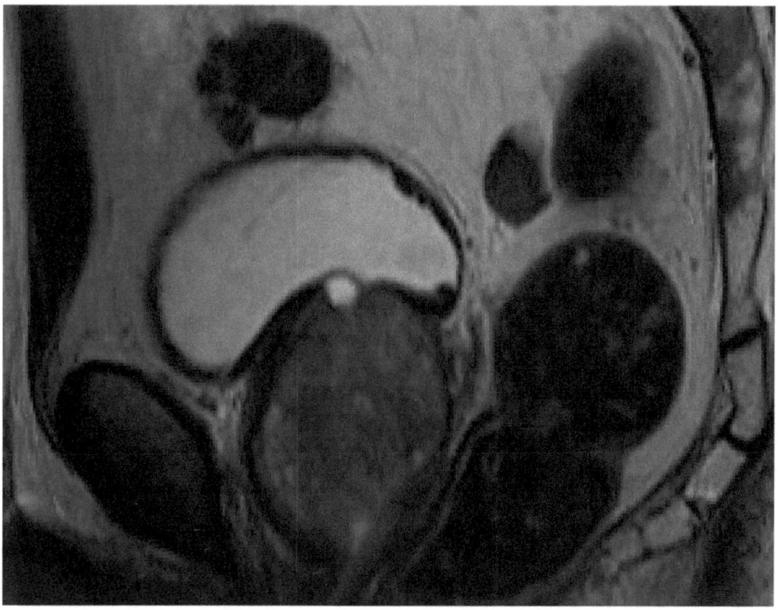

Die Aufnahme zeigt die Prostata nach 15 Jahren Wachstum. Sie hat die Größe der Blase erreicht.

Nachdem ich öfter dreimal nachts zur Toilette musste, gelang es mir schrittweise die Anzahl auf ein- bis zweimal zu verringern. Da hilft auch mal eine nicht abhängig machende Schlaftablette.

Mit Tamsulosin wird der gleiche Effekt erreicht, wie bei manchen Menschen, deren Speiseröhre erblich bedingt langsam zuwächst und vierteljährlich Botox gespritzt wird, um die Gleitfähigkeit der Nahrung für eine bestimmte Zeit zu verbessern. Man weiß, dass Botox für den Mensch nicht gut ist, aber der Erfolg heiligt die Mittel.

Das Wachstum wird von Tamsulosin nicht beeinflusst. Bei den Männern, deren Prostata zu wachsen beginnt, kommt es, laut einschlägiger Literatur, zu einer Volumenzunahme von 1 bis 2 % pro Jahr. Bei mir ging das deutlich schneller, so hatte ich zumindest den Eindruck.

Außerdem nutze ich das Nahrungsergänzungsmittel Prostata Kraft Intenz, das sich aus einem Pinien-Phytosterol-Phospholipid-Komplex, Lycopin, MPU-Pollenextrakt, Flachs-Lignane, Luteolin und Myricetin zusammensetzt. Der Hersteller verspricht eine Verkleinerung der Prostata nach dem regelmäßigen Einsatz des Mittels über sechs Monate lang von 25 %. Diese Aussage kann ich leider noch nicht bestätigen. Beide Mittel sicherten wieder ein problemloses Wasserlassen.

Neben Tamsulosin stehen mit Alfuzosin, Doxazosin und Terazosin weitere Alphablocker dem Arzt zur Verfügung. Wenn das noch nicht hilft, kann er 5-Alpha-Reduktasehemmer wie Finasterid oder Dutasterid einsetzen.

Letztendlich sind diese Medikamente alle nicht das Gelbe vom Ei, wie man im Volksmund zu sagen pflegt.
Insbesondere hat es der Beipackzettel in sich. Bei einigen möglichen Nebenwirkungen läuft mir schon beim Lesen ein Schauer über Rücken.
Es kann zu Ohnmachtsanfällen, Schwäche und Schwindel nach einer Körperstellungsveränderung kommen. Der Augeninnendruck kann steigen, es können sich plötzlich auftretende Schwellungen einstellen. Es sind Ejakulationsstörungen aller Art möglich.

Außerdem kann das Herz schneller schlagen und der Blutdruck kann abfallen. In sehr seltenen Fällen kann es zu Nasenbluten, verschwommenen Sehen, Atemnot und zu Herzvorhofflimmern kommen.
Ich habe zum Glück nach jahrelanger Einnahme nichts dergleichen bemerkt.

Wenn der Beipackzettel allerlei Schlimmes enthält, neigt der Patient nicht selten dazu, die Einnahme des Präparates zu umgehen. Rund die Hälfte aller verschriebenen Arzneimittel wird niemals eingenommen, das ist eine riesige Verschwendung im Milliardenbereich.

Die Ursachen für das Wachstum der Prostata sind nicht genau bekannt. Die Ernährung könnte eine Rolle spielen. Ein erhöhter Prolaktinspiegel soll das Wachstum anregen. Ein Faktor, der für einen solchen Zuwachs sorgt, ist zum Beispiel Stress. Den hatte ich in meinem Leben reichlich.

Mir ist unklar, warum es der Pharmaindustrie seit Jahren nicht gelungen ist, ein Medikament zur **Vorbeugung** einer Prostatavergrößerung ohne Nebenwirkungen bereitzustellen. Man hat eigentlich auch noch nichts von entsprechenden Langzeitstudien dazu gehört, obwohl ich vermute, dass es die gibt.

Wenn 50 % der Männer davon betroffen sind, sollte es doch möglich sein, durch konzentrierte Forschung eine Lösung zu finden. Der entsprechende Umsatz wäre über Jahrzehnte gesichert.
Zumal wohl jenseits eines Alter von 85 Jahren alle Männer von einer Prostatavergrößerung betroffen sein sollen.
Ich bin aber davon überzeugt, dass es in einigen Jahren ein Medikament geben wird, was man so im Alter ab 50 Jahren einnehmen kann und die Prostata bleibt klein. Sollte die einschlägige Industrie aber an den verschiedenen Alphablockern ausreichend verdienen,

wird man wohl noch eine längere Zeit auf diverse Mittel zur Vorbeugung eines Prostatawachstums warten müssen.

Möglichkeiten der Prostataverkleinerung

Die Privat-Klinik für Prostata-Therapie in Heidelberg bietet eine Behandlung an, mit deren Hilfe eine Reduzierung des Prostatavolumens um bis zu 50 % möglich ist.

Mit dem *Greenlight-Laser-Prinzip* wird Licht mit einer Wellenlänge im Nanobereich verwendet. Da das grüne Licht optimal von roten Blutgefäßen und blutreichen Gewebe (was für die Prostata zutrifft) absorbiert wird, kommt es beim Verdampfen des Gewebes nicht zum Blutaustritt. Nach dem Eingriff kann die Blase wieder ungehindert entleert werden. Dank der präzisen OP-Technik gelingt es häufig, alle Funktionen der Prostata zu erhalten. Inwieweit dieses Verfahren von der Holmium Laser Enukleration abweicht. Kann ich leider nicht beurteilen.

Meines Wissens ist eine solche Therapie nicht Bestandteil der zutreffenden Leitlinie. Damit werden auch die Kosten in der Regel nicht von den gesetzlichen Krankenkassen übernommen. Für Männer, die es sich leisten können, den Betrag auch privat zu tragen, ist es in jeden Fall eine brauchbare Alternative.

Ein Harnverhalt wird in der Regel erst einmal durch Einführung eines Katheders beseitigt. In so einem Fall empfindet man den platzierten Katheder als Wohltat.

Eine sehr erprobte Methode zur *Prostataverkleinerung ist die Transurethrale Resektion* (TUR-P). Auch hier wird ein kleines Gerät über die Harnröhre bis zur vergrößerten Prostata geführt. Mit dem eingebauten Licht kann der Operateur die Stellen der Prostata ansteuern, die die Harnröhre einengen.

Mit einer elektrischen Schlinge kann das Prostatagewebe relativ zügig abgetragen und über die Harnröhre entfernt werden. Zur Funktion der Technik ist der Einsatz einer elektrolytfreien Spülflüssigkeit notwendig. In Ausnahmefällen gelangt diese Flüssigkeit in die Blutbahn. Dadurch kann es zu Übelkeit, Kreislaufstörungen und Verwirrtheit kommen (TUR-Syndrom)
Dieses Verfahren ist umfangreich erprobt und dabei auch noch recht preiswert.

Eine technische Weiterentwicklung ist die *Transurethrale Bipolare Resektion*. Durch Einsatz einer zusätzlichen Elektrode genügt eine Kochsalzlösung als Spülflüssigkeit. Das TUR-Syndrom tritt mit dieser Methode nicht mehr auf.

Die *Bipolare Plasmaporisation* steckt noch in der Entwicklung. Hier kommt statt der elektrischen Schlinge eine spezielle Elektrode zum Einsatz. Damit wird in der Kochsalzlösung ein breiter Plasmastrahl generiert, mit dem das überschüssige Prostatagewebe verdampft wird.

Zunehmend kommt eine sogenannte *Holmium Laser Enukleation* (HoLEP) zum Einsatz. Diese Technik wirkt schonender. Bei der sauberen Entfernung des Gewebes fließt weniger Blut. Der Laser wird über die Harnröhre eingeführt. Das abgelöste Gewebe setzt sich in die Blase ab. Mit einem sogenannten Piranha-System wird der Gewebekloß aus der Blase gesaugt. Mit diesem Verfahren kann auch eine große Prostata behandelt werden.

Die Kosten für dieses Verfahren werden von den Kassen übernommen. Leider sind noch nicht alle Kliniken in der Lage, das Verfahren anzuwenden. Man muss sich also über www.patient-im-fokus.de (zurzeit leider nicht verfügbar) informieren, wo man sich für diese Behandlung anmelden kann.

In den letzten Jahren wurde mit der *Prostata-Embolisation* eine minimal invasive Therapie entwickelt, die ohne direkten operativen Eingriff durch die Harnröhre auskommt. Dabei werden die Seitenäste der Arterie, die die Prostata mir Blut versorgen, mit kleinen Partikeln verstopft. Die Blutzufuhr wird verhindert.

Nach einer örtlichen Betäubung der Leistenzone, wird ein Führungsschlauch eingebracht durch den ein Katheder mit Sichtkontrolle eingeführt wird. Ist das die Prostata versorgende Blutgefäß erreicht, werden Embolisationspartikel eingespritzt. Die nun nicht mehr mit Blut versorgten Bereiche der Prostata gehen ein. Man nimmt an, dass die Partikel am Einspritzort verbleiben.

Der Patient kann noch am gleichen Tag die Klinik verlassen. Komplikationen kann es wie bei jedem medizinischen Eingriff geben. Impotenz oder Inkontinenz wurde bisher nicht beobachtet. So eine Behandlung führt man zum Beispiel in der Radiologie der Uni-Klinik Frankfurt durch.

Diese Technik wird zum Beispiel auch bei der Verkleinerung von Myomen in der Gebärmutter eingesetzt.
Ob die Kosten für eine solche Behandlung von den Krankenkassen übernommen werden, ist sicher ein Problem der Verhandlungsführung. Vermutlich ist die Prostata-Embolisation noch nicht Bestandteil einer Leitlinie.

Zum Schluss sei noch erwähnt, dass es neuerdings auch möglich ist, die Harnröhre mit *Implantaten* frei zu halten. Dabei werden unter Narkose durch die Harnröhre Implantate platziert, die auf der einen Seite im Prostatagewebe und auf der anderen Seite in der Harnröhre verankert werden. Diese Methode ist nicht geeignet für Männer mit einem Mittellappen. Ob man so was hat, kann der Arzt sagen.

Meine jährlichen Kontrolluntersuchungen beim Urologen zeigten bei mir keine weiteren Auffälligkeiten. So ging das einige Jahre. Man arrangierte sich schrittweise mit den Gegebenheiten. Ich glaubte, durch mehr Sport Entscheidendes gegen eine vergrößerte Prostata tun zu können.

Da sich ab und zu auch mal ein Gelenk mit leichtem Schmerz meldete, entschied ich mich für zügiges Gehen statt zu Joggen. Vor allem stellte ich bei zufälligen Treffen mit Freunden aus meiner Fußballmannschaft fest, dass einige bereits ein künstliches Hüftgelenk bekommen hatten, die zum Teil jünger waren als ich. Alle hatten keine Probleme mehr und waren mit dieser Maßnahme sehr zufrieden.

So etwas wollte ich trotzdem so lange wie möglich vermeiden. Bis dahin bin ich zwei bis dreimal in der Woche in den Wald gefahren, um dort jeweils eine längere Strecke mit ansprechendem Tempo zu absolvieren. Wenn mal leichte Hüftgelenkschmerzen spürbar waren, konnte ich diese mit viel Bewegung nach einigen Wochen beseitigen.

Obwohl ich mich nach wie vor ziemlich fit fühlte, wollte ich es nicht auf die Spitze treiben. Außerdem war ich ein Leben lang bemüht, mich mit Krafttraining auf einem Level zu halten, dass etwaige Rückenprobleme auf ein Minimum reduziert bleiben oder gar nicht erst auftreten. Glücklicherweise ist mir das bis heute gelungen. Mein Blutdruck lag fast immer bei 80/120 und somit im Normbereich.

Bei Arztbesuchen stieg dieser Wert immer etwas an, obwohl ich nicht den Eindruck hatte, aufgeregt zu sein. Da merkt man, wie sensibel der Kreislauf sein kann. Den durch die Krankenkassen aller zwei Jahre angebotenen Gesundheitscheck, habe ich kontinuierlich absolviert. Damit hat man sich selbst beruhigt, alles kostenlos Angebotene wahrgenommen zu haben.

Mit 55 Jahren habe ich mir eine dringend angeratene ambulante Blinddarmoperation geleistet. Die war prinzipiell eine feine Sache, kein Krankenhaus und keine Probleme. Man ist bereits nach sechs Stunden wieder zu Hause. Und das, obwohl schon eine leichte Vereiterung vorlag.

Den Arzt sieht man nur noch mal zum Ziehen der Klammern. Ob man das auch noch selbst machen kann, traue ich mir nicht zu beurteilen. Für mich war diese Art der Behandlung schon so was wie ein Wunder.

Apropos Wunder. Ein Thüringer Arzt erläuterte vor einigen Jahren im Fernsehen seine Heilmethoden durch den umfangreichen Einsatz von Eigenurin. Seine Erfahrungen mit dieser Substanz grenzten für den Laien etwas an Wunderheilung. Vor allem, weil die Anwendung recht umfangreich und glaubhaft dargestellt wurde, aber ansonsten für mich zumindest unbekannt war. Mit Eigenurin geheilte Patienten bestätigten ihre erfolgreiche Behandlung.

So zum Beispiel nannte er die Möglichkeit, Hämorrhoiden mit Eigenurin zu behandeln. In erster Linie handelt es sich bei Hämorrhoiden um eine Bindegewebsschwäche. Wer zu wenig Flüssigkeit zu sich nimmt, verstärkt das Problem. Auch zu geringe ballaststoffreiche Ernährung trägt zur weiteren Ausprägung bei.

Ich habe es selbst ausprobiert und dreimal am Tag meine Hämorrhoiden mit Urin eingerieben. Es hat sich vier Wochen lang absolut nichts getan, aber dann waren sie innerhalb von 3 Tagen verschwunden. So eine Erfahrung macht Mut, der Natur einiges an Heilwirkungen zuzutrauen.

Da der Gang zum Arzt wegen Hämorrhoiden als Mann ziemlich unangenehm ist, sollte diese Form der Selbstheilung eine brauchbare Alternative sein. Probieren kann man es in jedem Fall.

Als bei einer meiner Schwestern Darmkrebs diagnostiziert wurde, bemühte ich mich schnellstens um eine Darmspiegelung. Es wurde auch ein kleiner Polyp gefunden, der aber zu diesem Zeitpunkt gutartig war. In den Folgejahren fügte ich mich in die vom Arzt vorgeschlagenen Zeitabschnitte für weitere Spiegelungen.
Ansonsten fühlte ich mich gesund und beschwerdefrei.

Zu meinem 73. Geburtstag wurde ich von einigen Freunden und Bekannten auch nach meinem Gesundheitszustand befragt. Ich erklärte ihnen, dass es mir derzeit sehr gut gehe.

Am Folgetag aber stellte ich nach dem Wasserlassen mit ganz hellem Urin fest, dass ich etwas später Blut verloren haben musste. Beim erneuten Wasserlassen war der Urin aber wieder weiß. Damit war mir klar, dass das Blut nicht aus der Blase gekommen sein konnte. Somit konnte es nur die Prostata sein.

Mein Urologe konnte nichts Außergewöhnliches feststellen. Ein Bluten der Prostata könne vorkommen und sei nichts absolut Ungewöhnliches. In den folgenden zwei Wochen gab es auch keine Probleme. Erwähnenswert ist in der von mir genutzten Urologie ein recht angenehmes Termin-Management. Damit sind Wartezeiten auf ein Minimum reduziert.

Komischerweise bekam ich in dieser Zeit seitlich am Kopf unter dem Haar eine Art Ausschlag, den mein Hausarzt nicht exakt deuten konnte. Zum Glück verschrieb er mir eine Salbe, die den stechenden Schmerz sofort beseitigte.

Da sich aber im Erscheinungsbild keine Besserung einstellte, überwies er mich zum Hautarzt. Der stellte Herpes fest und erklärte mir, dass es für diese Viren kein Medikament gibt. In meinem Körper müsse sich ein größerer Entzündungsherd befinden, mit dem meine Immunabwehr gebunden sei. Damit könne der Herpes auftreten, der sonst zwar da ist, aber nicht in Erscheinung treten würde.

Wenige Tage danach hatte ich plötzlich Blut im Urin. Das machte mir große Sorgen, da ein Freund vor einiger Zeit an Blasenkrebs operiert worden war, bei dem es auch auf diese Weise begann. Andererseits hatte ich gelesen, dass Blasenkrebs insbesondere Raucher betrifft. Geraucht hatte ich zum Glück noch nie.

Etwas beruhigend war auch die Tatsache, dass es möglich ist, eine neue Blase aus körpereigenem Material herzustellen. Genau das hat man bei einem meiner Freunde gemacht. Bisher hat er mir dazu keine nennenswerten Probleme geschildert. Also hat man so etwas relativ Schlimmes heute auch schon im Griff. Mein Urologe war bei diesem Eingriff beteiligt.

Beim nun notwendigen erneuten Besuch bei meinem Arzt, gab ich eine Urinprobe ab, in der eine akute Entzündung nachgewiesen wurde. Dazu erfolgte eine Blutentnahme zur Ermittlung des PSA-Wertes. Vor zwei Jahren lag dieser Wert bei mir bei 3,44 ng/ml, also im Normbereich. Mit Antibiotika wurden die Entzündungen meiner Blase und Prostata behandelt. Danach ging es mir wieder gut. Der PSA-Wert hatte sich nach einem deutlichen Anstieg wieder auf 3,4 ng/ml eingepegelt. Am Anstieg des PSA-Wertes zur vorherigen Messung in einem bestimmten Zeitraum kann man Rückschlüsse auf eine eventuelle Krebserkrankung ziehen.

Biopsie

Zur Abklärung der Ursache der Blutungen erhielt ich einen Termin für eine Blasenspiegelung und einer Biopsie der Prostata in einem Zwickauer Krankenhaus. Diese Untersuchung nahm mein Urologe selbst vor. Das war schon mal beruhigend. Damals habe ich nicht nachgedacht, ob diese Biopsie notwendig war. Auch mein Hausarzt war der Meinung, dass man das vorgefundene Erscheinungsbild abklären muss.

Die Aufnahme im Krankenhaus dauerte fast einen Tag, wurde aber auch sehr gründlich vorgenommen. Hinter der Glasscheibe der Anmeldung in der Urologie der Zwickauer Klinik befand sich ein Schild mit der vielsagenden Aufschrift: „Freundlichkeit ist ein Bumerang“. Das fand ich außerordentlich aufmunternd im hektischen Klinikbetrieb, zumindest für solche pflegeleichten Patienten wie ich glaubte, einer zu sein. Vermutlich gibt es aber auch unfreundliche Patienten oder Besucher, sonst wäre ein solches Schild nicht notwendig.

Als ich auf mein angewiesenes Zimmer kam, konnte ich einen Patient begrüßen, der ebenfalls von meinem Urologen kam und über die Rettungsstelle eingewiesen worden war. Er blutete ziemlich stark. Mir fiel aber im weiteren Tagesverlauf auf, dass er anders behandelt wurde als ich.

Am Folgetag bekam ich von der auffallend hübschen Nachtschwester in den Morgenstunden einen Einlauf. Da sie das ziemlich freundlich und professionell machte, schämte ich mich nur kurz. Außerdem wurde mir klar, dass die Biopsie durch den After erfolgen wird.
Wenig später kam ein syrischer Arzt vorbei, der mir ein Kontrastmittel verabreichen wollte. Vorsichtig fragte ich ihn,
wohin er dieses Mittel abzugeben gedenkt - in die Blase. Nun hatte ich gehört, dass der Vater eines Freundes beim Legen eines Katheters fürchterliche Schmerzen erleiden musste. Überraschenderweise dauerte der Prozess bei mir kaum eine Minute und der Arzt war

wieder verschwunden. Schmerzen spürte ich keine.

Mir wurde natürlich klar, dass es bei der folgenden Untersuchung um Krebs, nicht nur in der Prostata, sondern auch in der Blase, ging. Nun hatte ich auch die Erklärung für die etwas unterschiedliche Behandlung gegenüber meinem Bettnachbarn.

Mein Urologe verfügte über einen PSA-Wert, den ich zu diesem Zeitpunkt noch nicht kannte. Wie ich später erfuhr, war er auf 29 ng/ml angestiegen. Obwohl dieser Anstieg durch die starke Entzündung erklärt werden kann, besteht aber auch die Möglichkeit einer Krebserkrankung der Prostata.

Ein 60 Jahre alter Verwandter von mir hat kontinuierlich einen PSA-Wert von 10 und einige Biopsien überstanden, ohne dass ein Krebsherd gefunden werden konnte. Er hat eben diesen hohen Wert. Damit scheint der PSA-Wert nur ein relativ wichtiger Marker für den Urologen zu sein. Ist er deutlich erhöht, muss das nicht unbedingt der Nachweis von Krebs sein, abklären sollte man es trotzdem.

Ein anderer sympathischer, syrischer Arzt im Krankenhaus meinte nach der Blasenspiegelung beiläufig, dass wohl kein Blasenkrebs gefunden wurde. Damit war wenigstens dieses Problem erledigt.
Eine Biopsie erfolgt deshalb über den After, da die Prostata eng am Darm anliegt. Damit man von dem Eingriff nichts mitbekommt, erfolgt er unter Vollnarkose.
Gemäß Leitlinie werden 12 Stanzen aus der Prostata entnommen und zur Kontrolle auf Krebs im Labor untersucht.

Nach dem Eingriff hatte ich immer noch einen Katheter in der Harnröhre, um das Blut aus der Blase zu spülen. Man hatte oft den Eindruck, dass der Katheter heraus rutscht. Diese Sorge teilten wir der Schwester mit: Es würde ein Ballon von außen aufgeblasen,

der ein Herausrutschen in jedem Fall verhindert. Das war für den Ablauf in den kommenden Tagen gut zu wissen. Vor der Entlassung wurde der Katheder entfernt.
Nach einer knappen Woche konnte ich das Krankenhaus verlassen.

Auf Grund starken Schnarchens meiner drei Mitbewohner war Schlaf nur mit einer entsprechenden Tablette möglich. Das gute Essen und der plötzliche Bewegungsmangel brachte mir in der kurzen Zeit trotzdem eine Gewichtszunahme von fast zwei Kilo.

Der Katheder verursachte in den drei Tagen Tragezeit eine Entzündung der Harnröhre, die mit Antibiotika beseitigt wurde. Danach ging es mir wieder richtig gut. Das war Anfang Dezember.

Mein nächster Termin beim Urologen war Mitte Januar.

Die Diagnose

Als ich dort zum vereinbarten Kontrolltermin vorsprach, bat er mich in sein Büro, statt in ein Behandlungszimmer. Da konnte es nur einen ernsthaften Befund gegeben haben. Er erklärte mir, dass in einem von den zwölf entnommenen Probezylindern der Biopsie, leider Krebs nachgewiesen wurde:
C61, Gut differenziertes, azinäres Adenokarzinom der Prostata T1c, G1, Gleason-Score 3+3=6.

T1c heißt: Trotz unauffälligen Tast- und Ultraschallbefundes übersteigt der PSA-Spiegel den Schwellenwert, so dass eine Biopsie erfolgt, die Krebs nachweist.

Unter Umständen kann bei angetroffenen Stadium T1c in der Wirklichkeit ein Stadium T3 in Abhängigkeit des PSA-Spiegels vorliegen.

Mit dem Buchstaben T verweist man auf die Größe des Tumors, mit N wird die Anzahl der befallenen Lymphknoten bezeichnet und für M steht das Vorhandensein von Fernmetastasen. Da in meinem Befund keine dieser zusätzlichen Buchstaben benannt wurden, ging ich erst mal davon aus, dass es keinen Befall der Lymphknoten gibt und auch keine Metastasen gefunden wurden.

Der Gleason-Score zeigt vereinfacht wie groß die Abweichung des vorgefundenen Krebsgewebes vom normalen Prostatagewebe ist. Der Gleason-Score ist etwa vergleichbar mit den sechs Brustkrebstypen, wobei die BRCA1- und BRCA2-Genveränderungen vererbbar sind und der Triple-negative Tumor zum Beispiel aggressiv wächst und am schwersten behandelbar ist.

Sonderbarerweise hat mich diese Diagnose nicht überrascht. Vermutlich hatte ich schon innerlich damit gerechnet.
Der Laboruntersuchung habe ich vertraut. Eine Zweitmeinung schien mir überflüssig. Ich bin von klein auf gewohnt, negative Dinge im Leben relativ kontrolliert wegzustecken. So habe ich es auch mit diesem Befund gemacht.

Bei meiner Lebensgefährtin wurde ein Schilddrüsenkrebs diagnostiziert und eine Totalentfernung der Schilddrüse empfohlen. Eine eigentlich übliche Prüfung der Schilddrüse auf Krebs während der Operation wurde in der Chemnitzer Klinik abgelehnt. Diesen Umstand empfinde ich heute immer noch als bodenlose Frechheit dieser Institution.
Später wurde festgestellt, dass es kein Krebs war. Mit den bleibenden Symptomen muss die Frau aber leben. Da sind die täglich einzunehmenden Medikamente nur ein kleineres Problem.

Nach einiger Zeit erhärtete sich die Vermutung, dass bei einigen Diagnosen, zum finanziellen Wohl der Klinik, nachgeholfen wurde. Dem Betroffenen hilft das leider nicht mehr.

Deshalb ist es immer ratsam, für solche Befunde eine Zweitmeinung einzuholen. Ist die Operation erfolgt, ist es zu spät.

Vom prätherapeutischen Arbeitskreis des Prostatakarzinom-Zentrums im Zwickauer Krankenhaus erhielt ich eine Nummer für das Krebsregister. Nun bist Du plötzlich einer von denen, die in einem solchen Register stehen.

Zur Abklärung eventuellen Metastasen wurde von diesem Gremium eine Ganzkörperskelettszintigrafie sowie eine CT des Abdomen für angebracht erklärt.

Hormontherapie

Für mich überraschend wurde durch das Zwickauer Gremium auch eine Hormontherapie empfohlen, die eigentlich Hormon-Entzugstherapie heißen müsste und die ich in der Folge auch so bezeichnen werde.

Das Einverständnis habe ich noch vor Ort gegeben, obwohl ich die Nebenwirkungen noch nicht kannte.
Schon vor einigen Jahren hatte ich den blauen Ratgeber: „Prostatakrebs, Antworten, Hilfen, Perspektiven“ von der Deutschen Krebshilfe von meinem Hausarzt mitgenommen. Dadurch wusste ich schon etwas über diese Therapie.

Dort wird sie aber als eine der letzteren Maßnahmen gegen ein Prostatakarzinom dargestellt, wenn es zum Beispiel nicht mehr lokalisiert werden kann. Insbesondere dann, wenn vermutet wird, dass der Prostatakrebs gestreut und Metastasen gebildet hat. Das war bei meinem Befund eigentlich nicht zu vermuten. Ob jemand einen finanziellen Vorteil durch eine solche Therapie erlangt, kann ich nicht beurteilen.

Prinzipiell erfolgt mit der Hormonentzugstherapie eine Unterbindung der Testosteronproduktion, weil sich der Tumor insbesondere von diesem Hormon ernährt. Der Befund selbst würde eher für eine aktive Überwachung statt einer Hormontherapie sprechen, der gefundene PSA-Wert, den ich da noch nicht kannte, aber vorerst nicht.

Hauptziel der Hormonentzugstherapie ist es, eine lindernde Behandlung anzubieten, die möglichst nebenwirkungsarm ist. Mit Hilfe dieser Therapie kann das Wachstum und die weitere Ausbreitung der Krebszellen des Prostatakarzinoms für eine gewisse Zeit zumindest eingeschränkt werden.

Sie bringt aber trotzdem einige Nebenwirkungen mit sich. So kommt es etwa dreimal am Tag zu kurze Hitzewallungen, die aber aushaltbar sind. Es kann außerdem zu depressiven Stimmungsveränderungen, Antriebsarmut und im Laufe der Jahre zu Stoffwechselstörungen in den Knochen kommen. Es gibt auch ein erhöhtes Risiko für Herz-Kreislauf-Erkrankungen und die Entstehung eines Diabetes-2. Das Risiko zur Entwicklung eines Diabetes-2 erhöht sich um immerhin 44 %.

Es wird geraten, Blutdruck und Blutzucker öfter zu prüfen. Es ist auch mit einem erhöhten Osteoporose-Risiko zu rechnen. Es kann Muskelschwund auftreten. Deshalb habe ich mein Krafttraining schon mal deutlich verstärkt. Es besteht ein erhöhtes Risiko für Darmkrebs und plötzlichen Herztod.

Von all den aufgeführten Wirkungen habe ich nur Hitzewallungen wahrgenommen. Außerdem erfolgte ein leichtes, aber unangenehmes Brustwachstum. Die Hoffnung, dass nun auch das Bartwachstum nachlässt, erfüllte sich komischerweise nicht. Dem allen soll man mit viel Bewegung, Sport, Granatapfel-Polyphenolen, Gemüse und Obst entgegen wirken können. Das habe ich genauso gemacht.

Natürlich bleiben auch sexuelle Aktivitäten auf der Strecke, da der Hodeninhalt sehr schnell gegen Null gefahren wird. Man ist eigentlich nach kurzer Zeit ein Eunuch. Der Vorgang ist eine chemische Kastration.

Früher wurden gleich die Hoden entfernt. Vermutlich würde man in solch einem Fall deutlich länger über die Notwendigkeit dieser Therapie nachdenken.

Im Laufe der Behandlung wurde der PSA-Wert von 3,44 ng/ml auf zuletzt 0,196 ng/ml gesenkt. Damit kann man die Abhängigkeit des Markers vom Testosteronanteil im Blut gut darstellen. Andererseits soll der PSA-Wert bei Testosteronwerten im maximalen Normbereich nicht über die altersbedingte Größe anwachsen.

Für mich war dabei interessant, ob das Diabetes -2 – Risiko tatsächlich vorhanden ist. In jedem Fall wollte ich schon mal etwas gegensteuern. Die Wirkungen von Zwiebeln und Zimt zur Absenkung des Blutzuckerspiegels waren mir bekannt, aber nicht, ob diese Substanzen bei jedem Mensch Erfolge zeigen.

In www.welt.de habe ich einen Bericht gelesen, der sich mit dem Intervallfasten zur Blutzuckersenkung beschäftigte. Dabei wurden erstaunliche Ergebnisse erläutert. Es sind regelmäßige Fastenzeiten von 24 Stunden einzuhalten, das heißt es wurde zwischen den Abendmahlzeiten nichts gegessen, aber ausreichend getrunken.
Bei drei Männern konnte schon der erste nach fünf Tagen das Medikament weglassen, der zweite nach 13 Tagen und der dritte nach 18 Tagen. Auch wenn es sich hier nur um eine Fallstudie handelt, kann man davon ausgehen, dass diese Fastentherapie geeignet scheint, Diabetes-2 erfolgreich zu bekämpfen.

Ein Problem sehe ich aber durch die enorme Gewichtsabnahme. Die Männer hatten bis zu zehn Kilo verloren. Sie waren mit dieser

Behandlung sogenannte trockene Diabetiker, um in der Sprache eines erfolgreichen Alkoholentzuges zu sprechen. Außerdem fühlten sie sich körperlich besser. Vermutlich waren sie vor der Therapie fettleibig.

Da Insulin eine Reihe negativer Eigenschaften mit sich bringt und eigentlich nur in geringen Mengen eingesetzt werden sollte, kann man gespannt sein, wie solche Ansätze in der Zukunft weiterentwickelt werden. Die angewandten Ernährungsregeln erfordern in jedem Fall vom Patienten eiserne Disziplin. Für mich ist eine solche Therapie nur zeitweise denkbar, da ich keine Gewichtsabnahme in einer nennenswerten Größenordnung verkraften würde.

Ich habe das Intervallfasten ausprobiert, aber keinen Vorteil hinsichtlich des Blutzuckerspiegels erzielen können. Auch heute noch esse ich um 16.00 Uhr das letzte Mal an einem Tag. Übrigens habe ich auch ein Nahrungsergänzungspräparat zur Blutzuckersenkung auf Chrom-Basis längere Zeit eingenommen. Es hat aber nichts gebracht.

Weiterer Ablauf

Am Tag, als ich die Diagnose erhalten habe, verdrängte ich erst mal die Krankheit Krebs. Auch im Berufsleben habe ich negative Nachrichten nicht sofort zur Kenntnis genommen, sondern den Zeitpunkt abgewartet, bis ich gewappnet war, Schlimmes zu verkraften. Das hat geholfen, nervlich stabil zu bleiben.

Als ich am folgenden Morgen im Bett aufwachte, konnte ich es nur schwer glauben, dass ich Krebs habe. In den nächsten Tagen ging es mir auch so. Bisher hatten doch so was immer die anderen und nun war ich selbst betroffen. Natürlich weiß man auch, dass Prostatakrebs möglicherweise in seiner negativen Wirkung nicht ohne weiteres mit anderen Krebsarten zu vergleichen ist. Er kann aber ebenfalls sehr aggressiv sein.

Es bleibt die Frage, warum bekommt der eine Mann Prostatakrebs und der unter gleichen Umständen arbeitende Kollege nicht? Vermutlich hatte die eine Person ein gesundes Immunsystem und die andere zu diesem Zeitpunkt nicht.

Ein Kollege im mittleren Alter klagte öfter über Schmerzen wegen einer Entzündung der Bauchspeicheldrüse. Seine Beschwerden nahmen die Ärzte nicht ernst. So entstand im Laufe der Zeit Krebs. Nach dieser Diagnose machte man ihm den Vorwurf, nicht eher vorstellig geworden zu sein. An dieser Ignoranz kann man schon mal verzweifeln.

Mein Onkel entwickelte im Alter von knapp 80 Jahren ebenfalls diesen Krebs. Beide Männer wurden um einen Tag versetzt in der gleichen Klinik operiert. Der jüngere starb nach einem langen Leidensweg, der alte Mann überlebte den Krebs und starb mit 90 Jahren an seinem inzwischen labilen Gesamtzustand.

Es ist einfach so, dass bestimmte Umstände den einen Krebs entwickeln lassen und ein anderer unbeschadet einen solchen Angriff auf den Körper ohne Komplikationen übersteht.

So lange man keine genauen Erkenntnisse zur Krebsentwicklung hat, ist das so ähnlich, als wenn ein völlig Unbeteiligter an einem Unfall in Mitleidenschaft gezogen wird, weil er zur falschen Zeit am falschen Ort war. Es wird vermutet, dass eine Ernährung mit vielen tierischen Fetten zu Prostatakrebs führen kann.

Für genetisch belastete Menschen trifft eine solche Aussage eher nicht zu. So kann bei Brust- und Prostatakrebs auch eine erbliche Komponente eine entscheidende Rolle spielen. Obwohl mein Vater mit 39 Jahren gefallen ist und ich damit keine Kenntnis über seinen Gesundheitszustand habe, redete ich mir ein, diese Krebsart geerbt zu haben.

Wenn eine Frau aus einer mit Brustkrebs belasteten Familie einen männlichen Nachkommen bekommt, ist dieser Sohn sonderbarerweise erblich mit Prostatakrebs belastet. Beide Krebsarten sind hormonabhängig. Wer hat sich schon mit diesen Erkenntnissen beschäftigt, solange kein Krebs diagnostiziert wurde?

Wenn Stress bei der Krebsentwicklung eine Rolle spielt, dann trifft das auch auf meine jeweiligen Tätigkeiten zu. Alle waren auch mit erheblichen Stresssituationen verbunden. 1990 hatten wir eines der allerersten Management-Bay-Outs in Ostdeutschland gegründet. Um weltweit Fuß zu fassen, waren ständig Herausforderungen zu meistern. Der Markt war längst aufgeteilt, da waren wir nur Störenfriede in der Branche.

Um mit meiner Diagnose locker zu bleiben, habe ich mich nicht hängen lassen, sondern bin das Problem aktiv angegangen. Ich wusste, dass in Deutschland 65 000 Männer jährlich, und damit 180 am Tag, diese Diagnose erhalten, aber auch 11 000 an diesem Krebs sterben. Das sind immerhin 30 Männer pro Tag.

Man weiß ja auch nicht, was für ein Prostatakrebs am Wirken ist. Er kann relativ harmlos, aber auch sehr aggressiv sein und Metastasen bilden. Andererseits wurde die Überlebensrate bei Prostatakrebs von 46,8% 1989 auf 92,0% 2013 angehoben.

Die allgemeine Meinung, dass viele Männer Prostatakrebs haben, aber nichts bis zu ihrem Tod davon merken, ist für den tatsächlich Betroffenen nur bedingt hilfreich. Mir sind auch Fälle bekannt, bei denen insbesondere junge Männer an dieser Krebsart bis zum Tod einen sehr schmerzlichen Leidensweg gegangen sind.

Über die Größe des Krebsherdes sagt das Ergebnis der Biopsie nicht allzu viel aus. Da aber bei mir nur eine Stanze krebsbefallen war, redete ich mir ein, dass die Ausdehnung des Herdes wohl überschaubar sein muss.

Da meine Lebensgefährtin wegen anderer gesundheitlicher Probleme all die angesagten Untersuchungen vor kurzem ebenfalls durchlaufen hatte, wusste ich schon recht gut, was auf mich zukommt.

Die Ganzkörperszintigrafie wird durchgeführt, nachdem man nach einer Injektion mit einer atomaren Substanz und zu einer bestimmten Zeit einen Liter Wasser getrunken hat. Danach erfolgt mit einem entsprechenden Gerät die Ganzkörperaufnahme zur Darstellung eventueller verstärkter Ansammlungen des Kontrastmittels. Nach der Untersuchung erhält der Patient leider keine Sofortinformation zum Befund in dieser Einrichtung. Dafür dürfte das Personal wohl nicht ausreichen.

Als ich einige Tage später zwei Liter Kontrastmittel für die anberaumte Computertomografie getrunken hatte, gab die Technik den Geist auf und ich wurde zu einem neuen Termin bestellt. Der zweite Anlauf klappte dann.
Auch hier erfolgte keine Erläuterung zum Befund.

Es ist ja ein sonderbares Gefühl, wenn man heute einen Warteraum einer medizinischen Einrichtung mit mehr als zehn Leuten betritt. Man traut sich kaum einen Gruß zu murmeln, weil man mit ziemlich verschlossenen Mienen angeschaut wird. Alle haben einen möglicherweise ernsten Grund, hier zu sein.

Ich habe dabei immer die Sorge, dass meine Seele zu frieren beginnt. Sobald aber die Zahl der Anwesenden auf drei bis vier geschrumpft ist, kommt man ins Gespräch und die Szene hellt sich merklich auf. Man hat den Eindruck, dass sich plötzlich ganz andere Menschen im Warteraum befinden.

Als eine Frau erklärte, dass ihr die zu trinkende Menge Wasser nichts ausmachen würde, kamen wir auch auf Möhrensaft zu sprechen. Eine andere Frau meinte, dass ihr Mann auch alles gemacht und vor allem Möhrensaft getrunken habe, als aber die Spritze abgesetzt wurde, war der Krebs dann plötzlich überall. Es gab keine Rettung für den 79 Jahre alten Mann. Ich hätte nachfragen müssen, was für eine Spritze abgesetzt wurde, die Hormonentzugsspritze?

Diese Aussage gab mir zu denken, denn ich wollte den Krebs mit medizinischen und Naturmitteln besiegen und möglichst nicht ein Leben lang die Nebenwirkungen der Hormonentzugstherapie ertragen.

Ich habe fünf von Prostatakrebs betroffene Männer gekannt, von denen vier nach kurzer Zeit den Kampf verloren haben und nur einer erst kürzlich verstorben ist. Dieser eine aber kam durch einen Zufall in den Genuss der Anfänge der Hormonentzugstherapie, die bei ihm durch eine jährliche Spritze seit 20 Jahren am Wirken gehalten wurde.

Wir standen am Rande des Fußballfeldes als ein Spieler meinem, von Prostatakrebs betroffenen Freund, beiläufig mitteilte, dass er von seiner Schwester (Ärztin) weiß, dass in Japan eine Tablette entwickelt wurde, die gegen diesen Krebs wirkt. Sie muss monatlich eingenommen werden und kostet 1000 DM. Die AOK in Chemnitz sicherte ihm die Kostenübernahme zu.

Später wurde die Tablette durch eine Spritze mit Langzeitwirkung ersetzt. Das waren die Anfänge der Hormonentzugstherapie.
Mein Freund erhielt die Diagnose Prostatakrebs im Alter von 59

Jahren. Durch die getroffenen Maßnahmen wurde er immerhin mit großem Kampf noch knapp 81 Jahre alt.

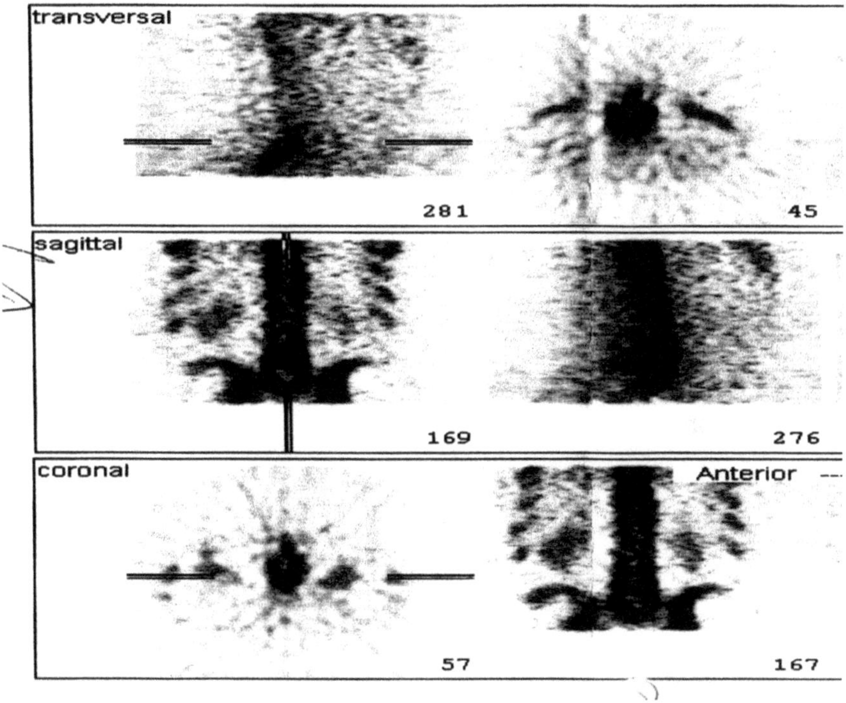

Schnittbilder mit 3D mit dem Radionuclid Tc-99m zur Darstellung der Verteilung im Körper mit der Szintigrafie.

Als ich zum nächsten Termin bei meinem Urologen erschien, erklärte er mir, dass es beim CT keinen Befund gegeben habe, aber die Auswertung der Szintigrafie eventuell einen Krebsherd in dem Iliosakralgelenk möglich erscheinen lässt. Damit also wieder keine Klarheit.

Wir einigten uns zur weiteren Abklärung des Befundes auf die Durchführung einer Computer- Resonanz-Tomografie (MRT). Obwohl es ja heißt, dass man dafür nur schlecht einen kurzfristigen Termin bekommen kann, sollte ich schon in der folgenden Woche erscheinen. Da ich zum vorgeschlagenen Zeitpunkt leider nicht zur Verfügung stand, einigten wir uns auf einen Termin in drei Wochen.

Die Radiologie in Chemnitz ist an der im Telefonbuch angegebenen Adresse nicht leicht zu finden. Beeindruckt war ich aber vom zügigen Ablauf in dieser Einrichtung. Ein kompetenter Arzt erklärte mir nach dem MRT sofort den Befund. Er war der Meinung, dass sich der unklare Befund der Szintigrafie nicht erhärten lässt. Das war schon mal gut zu hören.

Nun wartete ich auf die Auswertung beim Urologen, hatte aber auch noch eine turnusmäßig anberaumte Darmspiegelung zu ertragen. Die kam mir bei dem Einsatz von Naturheilmitteln gerade recht. Die vollständige Entleerung des Darmes ist eigentlich eine Grundvoraussetzung für eine erfolgreiche Behandlung des Krebses mit Naturprodukten. Eine gesunde Darmflora ist Bedingung für einen Körper mit einen intakten Immunsystem.

Nach Aussage von Fachleuten entscheidet nicht selten der Darm über Leben und Tod. Insgesamt weiß man aber noch zu wenig über den Darm. Eine Rückwirkung des Darmes auf das Gehirn ist mittlerweile bekannt, aber noch wenig erforscht. Experimente haben gezeigt, dass die Darmflora über bestimmte Signale an das Gehirn die Gefühlslage eines Menschen beeinflusst.

Die Hormontherapie ist ja auf Testosteronentzug aufgebaut. Testosteronmangel kann zu Prostatakrebs führen, ist der Krebs aber da, hindert Testosteronvermeidung den Krebs am Wachstum. Mit der Hormontherapie wird Testosteron ständig reduziert, was auch zu einem sinkenden PSA-Wert führt.

Prinzipiell ist der PSA-Wert ein Anhaltspunkt und Krebsmarker für die Prostatagesundheit. Da der Krebs aber mit einer Hormonentzugstherapie nicht beseitigt wird, ist die Reduzierung des PSA-Wertes durch diese Therapie nur eine Pseudobegleiterscheinung.

Die Bildung von Metastasen, die ja ein aggressiver Prostatakrebs unter Umständen sehr schnell entwickeln kann, wird durch diese Therapie eingeschränkt oder gar verhindert. Die Gefahr, durch den Testosteronmangel neben einer Reihe möglicher gesundheitlicher Probleme auch an Diabetes Typ-2 zu erkranken, war eine weitere Sorge für mich. Deshalb muss man als Patient bestrebt sein, auch dagegen etwas zu tun.

Im Laufe der ersten Monate nach der Diagnose Krebs kaufte ich mir diverse Bücher zum Thema. Da war auch brauchbares dabei. Dabei fand ich das Buch mit dem Titel „ Wie ernähre ich mich bei Krebs“ von der Verbraucherzentrale recht hilfreich.

Grundsätzlich sind die Möglichkeiten, Prostatakrebs durch die Ernährung zu beeinflussen, äußerst limitiert oder gar unmöglich. Das Risiko, für die Entstehung eines Prostatakrebses, lässt sich aber mit der Ernährung beeinflussen.

Ausgerechnet der eigentlich gesunde grüne Tee soll bei dieser Krankheit nicht getrunken werden, erklärt die Verbraucherzentrale in ihrem Buch: „Wie ernähre ich mich bei Krebs“. Das war schon mal bemerkenswert. Diese Erkenntnis könnte auch auf Brustkrebs zutreffen. Bei allen anderen Krebsarten soll er aber sehr hilfreich sein.

Kaffee, oder besser noch Espresso, soll das Prostatakrebsrisiko erheblich mindern. Leider weiß man so was erst, wenn man die Krankheit bereits hat.

Milch und Milchprodukte stellen für diese Krebsart eher ein Risiko dar. Ich habe in meinem Leben sehr viel Milch getrunken und viel Käse gegessen. Unter anderem waren auch einige hundert Liter Ziegenmilch dabei. Ob die aber besonders negativ wirkt, weiß ich nicht.

Wenn man in der täglichen Ernährung Milchprodukte weglässt, bleiben nicht mehr allzu viele Möglichkeiten, sich ohne erheblichen Aufwand zu sättigen. Wurst- und Fleischwaren sollen es ja ebenfalls nicht in größeren Mengen sein, zumal für die Erzeugung von einem Kilogramm Rindfleisch immerhin 17 m^3 Wasser benötigt werden. Etwas umweltbewusst will man ja auch noch sein.

Meine mir liebgewonnene Salami habe ich aber weiterhin zum Abendbrot, wenn auch im reduziertem Umfang, verzehrt.

Prinzipiell scheinen alle Lebensmittel, die scharf oder bitter schmecken, auch eine Wirkung gegen Krebs zu entfalten.

Meine eingesetzten Natur-Nahrungsmittel

Wer eine Heilung seines Krebses mit Mitteln aus der Natur erreichen will, sollte sich mit dem Buch von Toy Bollinger: „Krebs verstehen und natürlich heilen“ beschäftigen. Die aufgezeigten mannigfaltigen Möglichkeiten lassen schnell den Überblick verlieren. Deshalb möchte ich in meinem Buch einige Stoffe hervorheben, die ich als hilfreich für eine Vorbeugung für einen Prostatakrebs ansehe. Alle sollen irgendeine Wirkung gegen Krebs entfalten, aber heilen werden sie ihn nicht. Das muss man wissen!

Ich begann mich mit den Faktoren zur Stabilisierung meines Immunsystems zu beschäftigen und setzte einige Vorschläge für eine gesunde Ernährung in meinem täglichen Leben um.

Wenn man sich intensiv mit den Einsatz gesunder Lebensmittel befasst, kommt man sehr schnell zu dem Schluss, dass eigentlich nur Bio-Produkte dafür geeignet sind.

Das Angebot in den Naturläden, aber auch in fast allen Discountern mit Bio-Ecken, ist recht umfangreich. Damit ist zum Beispiel eine Gemüsepfanne komplett mit Bio-Produkten abdeckbar.

Ein großes Problem können aber die nicht unerheblich höheren Preise des Bio-Gemüses für den Bürger mit kleinerem Einkommen sein. Unweigerlich kommt einem da wieder der Spruch in den Sinn: Wer arm ist, muss früher sterben!
Da hilft die Erkenntnis, dass nicht alle Bio-Produkte auch wirklich gesund sind, wenig.

Der Versuch der EU mit strengeren Regeln für bessere Bio-Produkte zu sorgen, wird ein Versuch bleiben. Danach können Produkte mit Bio-Siegel auch Pestizide beinhalten. Trotzdem muss man möglichst Bio-Produkte verwenden, da sie in der Regel doch etwas besser überwacht sind.

Öl-Eiweiß-Kost

In einigen glaubhaften Berichten hatte ich gelesen, welche Wirkungen sich mit Lebensmitteln aus der Natur gegen Krebs und andere Krankheiten erzielen lassen. Eigentlich ernährte ich mich bisher auch schon weitgehend gesund, trotzdem entschied ich mich für eine Umstellung meiner Ernährungsgewohnheiten. Damit hat man das Gefühl, selbst etwas zur Gesundung beitragen zu können.

Ich begann mit der Öl-Eiweiß-Kost von Dr. Johanna Budwig, einer Ernährungswissenschaftlerin. Diese Kost wird in „medizinischen Fachkreisen“ als nutzlos abgetan, doch ein stichhaltiger Nachweis bleibt aus. Ihr geht es zuerst darum, ein gesundes Darmmilieu herzustellen.

Dazu wird empfohlen, die folgende Lebensmittel unbedingt für die eigene Ernährung auszuschließen: Zucker, Fast Food, Weißmehlprodukte, Fertiggerichte, tierische Lebensmittel wie Fleisch, Wurst und Butter, Fleischkonserven, Konditorwaren und Mikrowellennahrung.

Auch die starken Säurebildner wie Kaffee, schwarzer Tee, Alkohol und Nikotin sind absolut tabu.
Ein Gläschen Wein soll aber nicht schaden und ist erlaubt.
Fruchtsäfte aller Art sind nur als Muttersäfte, also ohne Konservierungsmittel, zu verwenden.

Das Frühstück ist das eigentliche Kernstück der Öl-Eiweiß-Kost:

1. 100 g Speisequark
2. 2 Esslöffel Linomel (Leinsamenschrot)
3. 3 Esslöffel Bio-Leinöl
4. 3 Esslöffel rohe Milch (besser Hafermilch)
5. 1 Teelöffel Honig
6. 1 HV Wallnusskerne

Nun gibt es Menschen, die vom Geschmack des Leinöles nicht viel halten. Um davon nichts schmecken zu müssen, ist unbedingt die aufgeführte Reihenfolge beim Eingeben in die Schüssel zu beachten. Das Leinöl neigt, wie jedes Öl, stark zur Randgängigkeit. Man muss so lange rühren, bis das Öl vollständig untergemischt und vom Schüsselrand abgelöst ist. Erst dann kann die Milch nachgegossen werden.

H- Milch ist insbesondere bei Prostatakrebs ungeeignet, besser sind Kokos- oder Mandelmilch. Ein Liter kostet beim Discounter 2,69 € und ist mit Vitamin D, E, B2 und B12 leicht angereichert. Außerdem ist eine nennenswerte Menge Calcium enthalten. Auch Hafermilch bringt einen ähnlichen Effekt.

Die wichtigste Substanz im Frühstück ist natürlich das Leinöl mit dem fast idealen Verhältnis von Omega-3-Fettsäuren zu Omega-6-Fettsäuren. Die Krebszellen-Teilungsrate soll bei einem Prostata-Karzinom durch die Omega-3-Fettsäure um 30% gesenkt werden. Außerdem wirkt Leinöl cholesterinsenkend und mildert eine Überzuckerung nach den Mahlzeiten. Bei regelmäßiger Verwendung hilft Leinöl den Blutdruck zu senken.

Mittags sollte als Vorspeise ein Rohkostsalat aus Brokkoli, Rosenkohl, Grünkohl, Brunnenkresse, Radieschen, Rettich oder Senf mit Öl angerichtet werden. Alle diese Kreuzblütengewächse haben antioxydativ wirkende Inhaltsstoffe mit antikarzinogener Wirkung.

Als Hauptgericht kommen Kartoffeln, Reis, Buchweizen oder Hirse zum Einsatz. Dazu gibt es gedämpftes Gemüse sowie eine Quark-Leinöl-Speise mit Kümmel, Schnittlauch, Petersilie oder anderen Kräutern. Bio-Geflügelfleisch oder Bio-Eier sollen für Proteine sorgen.

Zum Nachtisch wird eine Quark-Leinöl-Speise wie morgens, aber mit Früchten und Zitronencreme, Bananencreme oder Vanillecreme gereicht.

Am Nachmittag gibt es ein Glas Muttersaft mit 1-2 El Leinsamen (Linomel).

Am Abend soll die Mahlzeit aus Haferflocken, Reis oder Buchweizen möglichst klein sein und spätestens 18.oo Uhr eingenommen werden.

Zur eigenen Disziplinierung habe ich diese sogenannte Krebs-Diät drei Wochen lang in der vorgeschriebenen Form eingehalten. Dabei nahm ich durch den fehlenden Zucker vier Kilogramm ab, obwohl ich vorher schon schlank war. Wer also Gewicht verlieren will, ist mit dieser Diät sehr gut beraten.

Nach dem genannten Zeitraum habe ich mein Frühstück auf Haferflocken, statt Magerquark umgestellt. Dadurch wird das Sättigungsgefühl angesprochen und man fühlt sich lange satt. Außerdem sind Haferflocken mit deutlich mehr Gesundmachern ausgestatte, als Magerquark. Alle anderen Zutaten wurden beibehalten und mit je einer Handvoll Gojibeeren oder Aroniabeeren und Wallnusskernen ergänzt.

Meine Lebensgefährtin erstellte für mich als Mittagessen ein schmackhaftes und gesundes mediterranes Gericht aus viel Gemüse mit Wildreis oder Kartoffeln. Das hatte ich für die folgenden Tage dann immer auf Vorrat. Später habe ich mir die notwendigen Kenntnisse für die Zubereitung solcher Mahlzeiten selbst angeeignet. Inzwischen verzehre ich fast täglich eine sogenannte Gemüsepfanne.

Es wird empfohlen, morgens und abends ein Glas Sauerkrautsaft zu trinken. Mir macht so was nichts aus, ist aber nicht jedermanns Sache. Für alle, der abnehmen wollen, sicherlich ideal.

Die Erfinderin dieser sogenannten Krebs-Diät baut insbesondere auf positiv wirkende Fette, die den gesamten Stoffwechsel, Energiegewinnung und Zellneubildung beherrschen.

Meine Ernährungsumstellung wurde mir enorm erleichtert, als unsere Kinder mit einer kompletten Ladung aller für das Frühstück

benötigten Lebensmittel anrückten und gleich ein gemeinsames Essen veranlassten. Sie hatten ihre Ernährung schon länger auf zuckerlose Lebensmittel umgestellt.
Der Vorrat reichte für mehr als eine Woche. Damit war der Einstieg geschafft.

So umfangreich und aufwendig das alles klingt, stellt sich nach einiger Zeit eine gewisse Gewöhnung an diese Kost ein. Da ja Milch für die Prostata nicht gut ist, war ich nicht locker genug, innerhalb eines Jahres eine geeignete Austauschsubstanz ausfindig machen. Erst einige Zeit später fiel mir auf, dass die alternative Kokos-, Hafer- oder Mandelmilch im gleichen Regal standen.

Mir ist unklar, warum so viele Leute teure Diät-Kuren machen, da es doch mit dieser Diät ein leichtes ist, das eigene Gewicht dauerhaft auf das gewünschte Niveau einzustellen.
Mit dem Leinöl und Leinsamen im Frühstückscocktail stellt sich ein allgemeines Wohlbefinden ein. Mit je einer Kapsel Curcumin nach dem Mittag- und Abendessen wird auch der tägliche Stuhlgang am Morgen zum Erlebnis.

Da man fast den ganzen Tag zu tun hat, die Mahlzeiten vorzubereiten, bleibt wenig Zeit über die Krankheit nachzudenken.
Zu Mittag stellte ich mir in diversen Variationen ein Essen aus folgendem Gemüsearten zusammen: Zucchini, Möhren, Paprika, Pastinaken, Tomaten, Knoblauch, Zwiebel und Fenchel. Das alles sehr klein geschnitten in Butterschnalz mit geringer Energiezufuhr gebraten. Da man eigentlich nur fünf verschiedene Zutaten einsetzen soll, kann man immer mal eine Gemüseart weglassen.

Einen Apfel oder anderes Obst habe ich schon immer täglich gegessen.

Alles weitere, insbesondere die vielen Rezeptvorschläge, kann

man in dem Buch „Öl-Eiweiß-Kost“ von Dr. Johanna Budwig, SENSEI Verlag, nachlesen.
Die Öl-Eiweiß-Kost von Frau Dr. Budwig wird von der Schulmedizin als wirkungslos deklariert. Wenn man diese Kost über 14 Tage zu sich genommen hat, fühlt man sich besser, warum auch immer.

Gegen meinen Krebs habe ich keine positive Wirkung durch die Öl-Eiweiß-Kost bemerken können, aber auch keine negative.

Karotten-Saft-Therapie

Unter der Internetadresse www.zentrum-der-gesundheit.de wird unter anderem von einer amerikanischen Schriftstellerin berichtet, die einen fortgeschrittenen Darm- und Lungenkrebs mit Karottensaft geheilt hat. Sie hat täglich 2,5 kg Karotten entsaftet und im Laufe des Tages getrunken. Nach einigen Monaten war der Krebs verschwunden.
Bekannt ist, dass Beta-Carotin (umgewandelt in Vitamin A) und die Substanz Falcarinol krebshemmend wirken können. Ob aber Karottensaft bei allen Menschen die Selbstheilungskräfte mobilisieren kann, wurde bisher nicht nachgewiesen.

Ich habe es aber ebenfalls probiert und täglich morgens aus 2 kg Bio-Karotten Saft hergestellt und ihn, auf den Tag verteilt, getrunken. Nach zwei Monaten stellte sich dann die sogenannte Babybräune in meinem Gesicht ein, die überschüssiges Beta-Carotin dokumentiert. Danach habe ich die Karottenmenge auf 1 kg pro Tag reduziert.

Man muss wissen, dass der Körper nur so viel Beta-Carotin in Vitamin A umwandelt, wie benötigt wird. Dazu reichen täglich bereits 100 g Karottensaft.
Bei dem Einsatz von Karotten sollte auch immer das zur Aufnah-

me nötige Fett in der Nähe sein.

Einen ordentlichen Entsafter habe ich für 120 € bei Amazon erstanden. Dabei habe ich den Preisvorteil für ein gebrauchtes Gerät genutzt. Bei diesem Anbieter ist bei einem gebrauchten Gerät nur der Karton außen etwas beschädigt, das Gerät selbst wurde meist nicht ausgepackt.

Als durch den gestiegenen Verbrauch von Karotten die Kilopreise ziemlich anstiegen, habe ich auf fertigen Bio-Karotten-Saft umgestellt. Der kostet reichlich die Hälfte gegenüber der eigenen Entsaftung.

Die tägliche Zubereitung des Saftes hat aber auch eine erhebliche psychologische Komponente, da man glaubt, etwas Wesentliches zur Krebsbekämpfung zu tun. Entsprechende Kommentare im Internet helfen dabei, dieses Gefühl zu verstärken.

Mir hat die Karotten-Therapie zur Krebsvernichtung nicht geholfen, vermutlich aber zur Stabilisierung des Immunsystems.

Brandt/Kehr-Traubenkur

Ty Bollinger beschreibt in seinem Buch: "Krebs verstehen und natürlich heilen" die Traubenkur. Demnach hat eine Johanna Brandt aus Südafrika ihren Magenkrebs mit einer Traubenkur geheilt. Dabei aß sie eine Unmenge an blauen Weintrauben mit Haut und Samen. Dabei wird die Substanz Resveratrol wirksam.

Die Weintrauben beinhalten noch weitere Nährstoffe, die bekannt sind, Krebszellen zu abzutöten. Zum Beispiel Ellagsäure, lycopin, Proanthocyanidine, Selen, Catechin, Quercetin und Vitamin B17. Damit verfügen die roten Weintrauben über ein erstaunliches Arsenal zur Krebsbekämpfung.

Mit der Brandt/Kehr-Diät fastet man zwölf Stunden und nimmt dann zwölf Stunden nur Trauben zu sich. Die Trauben sind über diese Zeit kontinuierlich zu essen. Das sollten insgesamt etwa drei Liter Traubenmuss sein, das im Mixer zubereitet worden ist.

Als Trauben sind rote Concord-Trauben zu verwenden.
Gleichzeitig soll vier Liter reines Quellwasser getrunken werden. Das Wasser soll zumindest nicht mit Chlor oder Fluoriden behandelt sein. Das wird in der heutigen Zeit schon ziemlich schwierig.

Dass die Verwendung von Bio-Trauben notwendig ist, versteht sich von selbst. Wenn die nicht zur Verfügung stehen, ist ein 15-minütiges Waschen mit erwärmtem Quellwasser absolut notwendig. Es können **keine kernlosen Trauben** zum Einsatz kommen.

Man geht davon aus, dass während der Wasserfastenperiode die Krebszellen sehr hungrig werden und dann die Trauben wegen des enthaltenen Zucker gierig verschlingen. Dabei nehmen sie auch die krebsbekämpfenden Nährstoffe auf.
Die Krebszellen nehmen 18-mal mehr Zucker auf als gesunde Zellen und damit auch das auf sie wirkende „Gift".

Die Traubenkur soll eine der ultimativen Wege sein, um Krebszellen zu töten.

Bei einer Brandt/Kehr-Traubenkur sollte man zu sich nehmen:

1. Traubenkernextrakt
2. Traubenhautextrakt
3. Quercetin – gibt es als Nahrungsergänzungsmittel
4. Vitamin C – 12 bis 15 Gramm über den Tag verteilt.
   Nicht mit dieser Dosis beginnen, sondern langsam steigern
5. Cayenne-Pfeffer – so scharf und so unbearbeitet wie mög-

lich
6. Nikotinsäure – ein Gramm pro Tag

Die Positionen 5. und 6. erhöhen die Blutzirkulation, weil sich Krebszellen häufig an schlecht durchbluteten Stellen einnisten. Der Behandlungszyklus dauert sechs Wochen, fünf Wochen lang soll ausschließlich Traubenmuss und in der sechsten Woche auch rohe Früchte und rohes Gemüse zu sich genommen werden.

Dieser Sechs- Wochen- Zyklus ist so oft zu wiederholen, bis der Krebs verschwunden ist.
Das klingt alles einleuchtend, ist aber sicher nicht ganz leicht zu realisieren. Ich habe diese Kur nicht absolviert.

Die folgenden ebenfalls von mir genutzten Substanzen habe ich alphabetisch geordnet, damit man es beim Nachschlagen etwas leichter hat. Den meisten dieser Mittel sagt man eine Wirkung gegen Krebs nach. Nach meinen aufgeführten Erfahrungen mit diesen Substanzen kann man auf eigene Versuche verzichten.

Alkohol

Eigentlich muss man nichts zu Alkohol sagen, aber kürzlich wurden die Ergebnisse einer neuen Studie veröffentlich, die bemerkenswert sind.

Wer weniger Alkohol trinkt, hat ein geringeres Risiko für Herz-Kreislauf-Erkrankungen, Schlaganfälle und andere einschlägige Krankheiten. Grundsätzlich gilt: Weniger ist besser! Ein geringer Alkoholkonsum kann das Leben verlängern. Wer mehr als fünf Gläser Wein oder 2,5 Liter Bier pro Woche trinkt, verkürzt seine Lebenserwartung. Alkohol erhöht das Risiko an Krebs zu erkranken.

Business Insider Deutschland berichtete kürzlich im Internet über eine wissenschaftliche Studie der University of Texas, die zu dem Ergebnis kam, dass Menschen, die gar keinen Alkohol trinken früher sterben als Gelegenheitstrinker. Die Gründe dafür liegen noch im Verborgenen.

In Deutschland konsumieren die Bürger, die über 15 Jahre alt sind, im Schnitt 10,7 Liter reinen Alkohol im Jahr. Diese Menge ist fast doppelt so hoch, wie der als maximal empfohlene Wert

Täglich sterben beinahe 40 Personen an Alkoholerkrankungen in unserem Land. Die Kosten der Krankenkassen sind enorm. Diese Tatsache zeigt, warum man überlegt, Alkoholflaschen mit Schockfotos zu versehen. Das wird aber noch etwas dauern, denn auch der Staat verdient am Verkauf.

Ich trinke in den Sommermonaten abends öfter ein Glas Bier und zu Mittag ab und zu ein kleines Glas Wein (0,15 l). Jeder Mensch verarbeitet Alkohol anders. Der eine stirbt durch einen Leberschaden indem er täglich drei kleine Flaschen Sekt trinkt und ein anderer hat keine Probleme mit seiner Leber, wenn er täglich eine Flasche Wodka konsumiert. Die Gehirnschädigung erfolgt sicher in jedem Fall.

Alkohol darf man keinesfalls verharmlosen. Im Unternehmen habe ich bei Unterhaltungen von einigen geachteten Mitarbeitern gehört, dass sie täglich nach der Arbeit bis zu sieben Flaschen Bier trinken und keiner der Anwesenden fand diese Menge besonders abwegig. Heute hält man solche Menschen eindeutig für Alkoholiker.

Apfelessig

Apfelessig entsteht bei der Fermentierung von Apfelmost. Er ist ein starker, entgiftender und reinigender Wirkstoff. Er kann bei der Behandlung von verschiedenen Pilz- und Bakterieninfektionen hilfreich sein.

Eine Kombination von Knoblauch, Apfelessig und Honig soll ein „Wundertrank“ zum Beispiel gegen Arthritis sein. Außerdem ist durch die tägliche Einnahme eine Fettreduzierung und Gewichtsabnahme möglich.

Um die Vorteile des Apfelessigs voll zu nutzen, muss man unbehandelten Bio-Apfelessig kaufen.

Arginin

l-Arginin hat auf den Kreislauf eine große Wirkung. Durch die Weitung der Blutgefäße reduziert sich der Blutdruck und die Verklumpung der Blutplättchen wird abgeschwächt. Indem die Durchblutung gesteigert wird eine verbesserte Erektion gefördert. In Verbindung mit Krafttraining wird außerdem der Muskelaufbau beschleunigt.

Wenn man fünf bis sechs Gramm pro Tag einnimmt, soll Arginin aber erst nach sieben Tagen wirken, weil dann die NO-Speicher aufgefüllt sind.

Aroniabeeren – fast schon eine Arznei

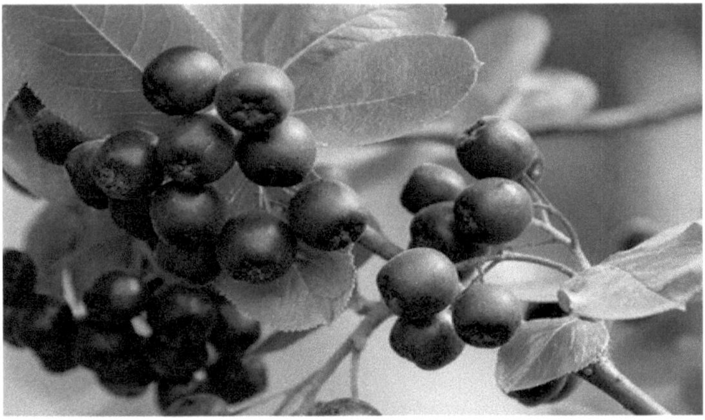

Aroniabeeren wirken effektiv gegen Herzkreislauf- Probleme und entzündliche Erkrankungen aller Art. Die in den Beeren enthaltenen Flavonoide schützen auch vor Krebs, indem sie unkontrollierte Zellwucherungen bekämpfen. Sie halten das Blut flüssig und verhindern die Verkalkung der Adern. Dadurch schützen sie vor Herzinfarkt und Schlaganfall.

Aroniabeeren enthalten viele lebenswichtige Vitamine und Mineralstoffe wie Eisen und Jod. Ein besonders wichtiger Inhaltsstoff in Arniabeeren ist da OPC (umgangssprachlich „Vitamin P“). Es besitzt ein hohes Zellschutzpotential, wobei die Wirkung als Radikalfänger 20-mal stärker sein soll als Vitamin C.

Aroniabeeren sind in der Lage, Probleme im Körper, die durch Metalle wie Blei, Quecksilber usw. hervorgerufen werden, zu lindern oder zu beseitigen.

Aroniabeeren sind ein Gesundbrunnen für den menschlichen Körper!

Aronia wird in großen Mengen als getrocknete Beeren, als Saft, als Wein, als Brotaufstrich und viele anderen Verarbeitungsstufen angeboten.

In meinem Garten stehen zehn Aroniabeeren-Büsche, die sehr anspruchslos wachsen und, bei ausreichend Sonnenschein, erhebliche Mengen an Früchten hervorbringen.
Mit einer Ernte kann ich drei Monate lang früh und zu Mittag je eine Handvoll frische Aroniabeeren in den Müsli und in den Nachtisch geben. Für die Folgemonate friere ich die Beeren in kleinen Paketen ein.

Der Geschmack der Beeren ist sehr herb und wird nicht von allen Menschen bedingungslos vertragen. Zur Krebsbekämpfung wäre aber eine Zuckerzugabe fatal. In Naturjoghurt verteilt, macht der Verzehr am wenigsten Probleme. Schon beim Verzehr der Beeren hat man den Eindruck einer großen gesundheitlichen Wirkung.

Die Büsche der Aroniabeere gedeihen hier in Deutschland sehr gut und erreichen etwa eine Wuchshöhe von 1,60 Meter. Setzlinge kann man in einschlägigen Garten-Centern erwerben. Nicht ganz klar ist es, ob Vögel Aroniabeeren fressen. Einmal kam ich nach einem kurzen Ausflug nach Hause und Vögel hatten meine Büsche in dieser Zeit absolut leer gefressen. Dabei waren die Beeren noch gar nicht reif. In diesem Jahr habe ich nach der Ernte für die Vögel einige Kilo Beeren am Busch gelassen, es wurde aber keine einzige verzehrt. Das ist schon ziemlich sonderbar.

Aspartam

Auf Lebensmittel mit Aspartamzusatz soll man unbedingt verzichten.
Aspartam ist ein Neurotoxin und wird mit Gehirntumoren, Schlaganfällen und einige andere Krankheiten des Nervensystems in

Verbindung gebracht.

Diese Aussage macht Ty Bollinger in seinem Buch: „Krebs verstehen und natürlich heilen“. Dabei weißt er insbesondere auf den Einsatz in Diätmitteln hin.

Die Lebensmittelindustrie verzichtet in letzter Zeit zunehmend auf diesen Stoff.

Avocado

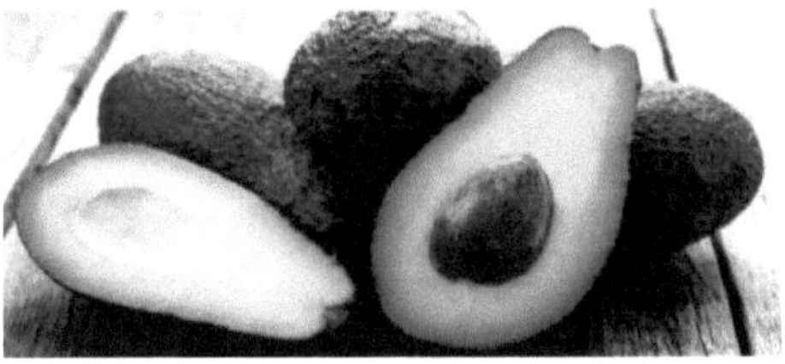

Die Avocado gedeiht an großen Bäumen in südlichen Ländern. Die richtige Reife zu erzielen, kann ein Problem sein. So wird empfohlen, die Avocado noch unreif zu kaufen und mit einem Apfel eingewickelt in Papier zwei bis drei Tage reifen zu lassen.

Die Frucht wird längs aufgeschnitten und die Hälften zum Beispiel für Brotaufstriche verwendet. Will man eine Hälfte länger aufheben, dann sollte der Kern in der Hälfte verbleiben. Damit hält sich die Avocado deutlich länger. Damit das Fleisch nicht braun wird, muss etwas Zitronensaft aufgeträufelt werden.

Die Avocado ist eine sehr fettreiche Frucht. Neben ihren pflanzlichen Fetten verfügt sie über lebenswichtige Vitamine, wie zum Beispiel Vitamin A, Alpha-Carotin, Beta-Carotin, Biotin und Vitamin E.

Der Hauptnutzen der Avocado besteht meines Erachtens darin,

dass viele Vitamine und anderen nützlichen, fettlöslichen Stoffe mit dem Verzehr einer Avocado um mehr als 50% besser absorbiert werden können. Um diese hohe Absorption zu erreichen, genügen schon kleine Mengen des Fruchtfleisches.

Will man den Cholesterinspiegel senken, ist die Avocado die geeignete Frucht. Der Erfolg kommt durch die gesunden Fette.
Kanadische Wissenschaftler haben in der Avocado das Avocatin B entdeckt, das bei der Behandlung von Leukämie Erfolge verspricht.

Viele Menschen werfen den Kern der Avocado weg. Das ist natürlich nicht gut, denn der Kern hat es in sich. Man muss ihn schälen und zum Beispiel mit einer Küchenraspel zu Pulver zerreiben. 65% der Aminosäuren der Frucht befinden sich im Kern. Dazu kommen Antioxidantien, Fettsäuren, Vitamin E, Kalium und Ballaststoffe.

Von den zahlreichen Wirkstoffen profitiert auch das Immunsystem. Die vorhandenen Flavonole verleihen außerdem dem Kerninhalt krebshemmende Eigenschaften.

Blaubeeren

Blaubeeren haben durch ihre blauen Farbstoffe eine gesunde Wirkung für das Herz und die Gefäße.
In letzter Zeit erkannte man auch den Nutzen zur Verbesserung von Demenzsymptomen und der allgemeinen Gehirnleistung.

Die Blaubeere hält Blutgefäße frei und sauber, senkt den Cholesterinspiegel und ist Bestandteil der Alzheimer-Therapie.
Gegen Krebs soll die Heidelbeere eine positive Wirkung erzielen. Beweise dafür konnte ich in der Literatur keine finden.

Übrigens mag der Krebs auch keine Himbeeren.

Brennnessel

Bei der Brennnessel wirken verschiedene Pflanzenteile gegen diverse Beschwerden.
Die Blätter enthalten Flavonoide, die wassertreibend wirken und somit geeignet sind, die Harnwege durchzuspülen. Damit lassen sich Blasenentzündungen und Harnwegsinfekte vorbeugend bekämpfen.

Die Wurzeln der Brennnessel helfen bei Schwierigkeiten beim Wasserlassen bei einer gutartigen Prostatavergrößerung.
Mit Brennnesselwurzel-Tee lässt sich der Blutzucker senken.

Die Brennnessel gilt als Heilpflanze und dient in der Volksmedizin der Entgiftung und Entschlackung im Rahmen von Diäten und Frühjahrskuren. Sie kann Eisenmangel beheben und beeinflusst die Leber sowie die Verdauung positiv.

Brokkoli

Brokkoli ist ein wichtiger Mineralstoff-Lieferant und kann roh, gedämpft und gebraten verzehrt werden.
In erster Linie soll das enthaltene Sulforaphan vor Krebs schützen. Bei Prostatakrebs senkt dieser Stoff das Risiko der Metastasenbildung. Außerdem erhöht das in Brokkoli enthaltene Senföl die Wirkung einer Chemotherapie. Dieses Öl schützt ebenfalls vor Leukämie, Haut-, Dickdarm- und Lungenkrebs.

Die Zubereitung durch Dünsten erhält die meisten positiv wirkenden Inhaltsstoffe und er schmeckt so auch am besten.
100 Gramm des Gemüses decken bereits den Tagesbedarf an Beta-Carotin eines Erwachsenen.

Brokkoli aus dem Tiefkühlfach enthält sogar mehr Vitamin C, als die frische Pflanze.
Brokkoli ist eigentlich das ideale Gemüse zur Gesunderhaltung.

Brotkruste

Forscher der Universität Halle haben herausgefunden, dass die Abwehrkräfte des Körpers durch den Verzehr von Brotkrusten gestärkt werden können. In der Brotkruste sammeln sich verzuckerte Eiweiße, die eine positive Wirkung zum Beispiel auf Lungentumore haben können. Dieser Effekt wurde bei Mäusen nachgewiesen.

Beim Bindegewebe des Herzens entwickeln mit Brotkrustenextrakt Zellen Enzyme gegen oxidativen Stress und damit auch gegen den davon hervorgerufenen Zelltod.
Vermutlich ist damit auch geklärt, warum man gern eine frisch gebackene Brotkruste verzehrt, soweit es die Zahnsubstanz zulässt.

Cayenpfeffer

Cayenpfeffer soll die wertvollste Heilpflanze überhaupt sein („Krebs verstehen und natürlich heilen", Ty Bollinger, Kopp Verlag). Er dient als Katalysator und steigert die Wirksamkeit anderer Heilpflanzen.
Die scharfe Substanz im Cayenpfeffer heißt Capsaicin. So gab es Versuche bei Bauchspeicheldrüsenkrebs als Chemotherapeutikum Capsaicin einzusetzen. Dabei wurde durch dieses Antikrebsagens der Selbstmord der Krebszellen hervorgerufen und dabei keine bedeutenden Schäden an normalen Bauchspeicheldrüsenzellen angerichtet.

Japanische Wissenschaftler sollen gezeigt haben, *dass Cayenpfeffer die Entwicklung von Prostata-Tumoren verhindern kann.*

Wer eine Herzattacke erleidet, soll mit einer Tasse Cayentee binnen Minuten wieder fit sein.
Cayenpfeffer hat viele weitere positive Eigenschaften, die aber hier keine Rolle spielen sollen.

Den Mann interessiert leider erst das Problem Prostatakrebs, wenn er betroffen ist. Zur Vorbeugung müsste er ausreichend Cayenpfeffer zu sich nehmen. So lange er glaubt gesund zu sein, wird er keine Aktivitäten entwickeln.

Ich habe Cayenpfeffer –Kapseln 450 mg täglich einmal nach dem Mittagessen eingenommen. Ein gesunder Magen ist dafür unbedingt notwendig. Man sollte auch nicht mehr als eine Kapsel am Tag zu sich nehmen. Den Grund merkt man, wenn man eine Kapsel öffnet und in das Essen streut. Später habe ich wieder auf gewöhnlichen Pfeffer umgestellt.

Die nach dem Essen entstehenden „Leibesöffnungen" übertreffen hinsichtlich der Geruchsstärke sogar die Wirkungen nach Knoblaucheinnahme. Die Entsorgung der aufgestauten Luft ist nur im Freien oder auf dem WC angeraten.

Chlorella

Chlorella ist ein kraftvoller Nährstoff, der Lebensmittel entgiftet und dabei hilft, den PH-Wert im Gleichgewicht zu halten. Es wird aus Algen gewonnen. Es beschleunigt den Heilungsvorgang von verletztem Gewebe.

Chlorella reinigt die Leber und das Blut und reduziert die Fettaufnahme. Es ist zur Vorbeugung und zur Regulierung von Fettstoffwechselstörungen geeignet.

Mit der Einnahme von Chlorella lassen sich hohe Cholesterinwerte senken. Damit erfolgt ein positiver Einfluss auf das Herz-Kreislaufsystem.

Ich habe einige Wochen früh, mittags und abends jeweils zwei Tabletten Chlorella eingenommen. Eine Wirkung habe ich bei mir nicht verspürt.

Curcuma – das Mittel gegen Krebs ?!

Curcuma (Gelbwurz) ist eine Heilpflanze, die vorwiegend in Asien und Afrika wächst. In der Ayurvedischen Medizin ist Kurkuma als Gewürz des Lebens schon viele Jahrhunderte bekannt.

Curcuma ist in der Lage, die Bildung von Metastasen zu verhindern. Im Labor vernichtet Curcumin Kebszellen.

Es kann Entzündungen eindämmen und Krebswachstum stoppen. Kurkuma wirkt nur auf die Krebszellen. Damit werden gesunde Zellen nicht geschädigt.

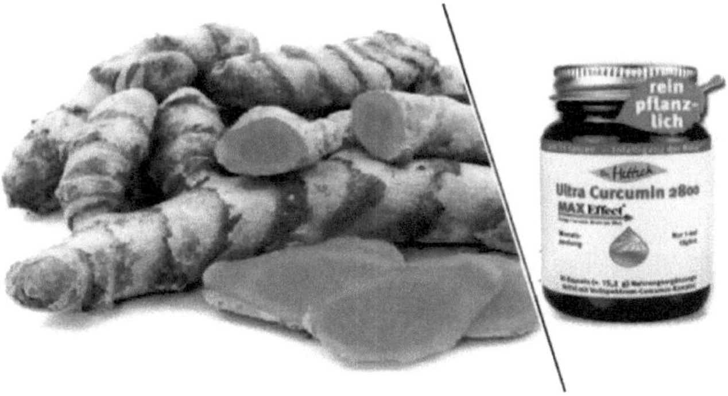

Dr. Douwes von der Klinik St. Georg in Bad Aiblingen würdigt als Schulmediziner in einem Report den vielfältigen Nutzen von Curcuma, insbesondere zur Vorbeugung vor Krebs. Dazu führte er aus:

- in 40 Prozent der Fälle von Prostatakrebs kann Curcuma die weitere Ausbreitung des Tumors verhindern
- in mehr als 50 Prozent kann Curcuma eine Rückbildung des Tumors erreichen
- Curcuma löst den programmierten Zelltod der Krebszelle aus und stoppt das Wachstum
- Curcuma stimuliert das Immunsystem
- Curcuma schützt gesunde Zellen vor freien Radikalen
- Curcuma hemmt den Nuklear Faktor B, den eigentlichen Wachstumsmotor bösartiger Krebszellen

Er legte dar, dass täglich drei Gramm Curcuma zur Vorbeugung reichen und fünf bis sechs Gramm zu einer Therapie, um den Krebs zu beseitigen. Da Curcuma als Pulver nicht so gut zu handeln ist, habe ich Curcumin in Kapseln verwendet. Curcumin ist insbesondere gegen Krebs wirksam. Die bessere Bio- Verfügbarkeit wird durch Beigabe von schwarzen Pfeffer und Ingwer in pharmazeutischer Qualität erreicht. Inzwischen sind aber auch Curcuma-Kapseln auf dem Markt.

Ich habe Ultra Curcumin 2800 Max Effect verwendet. Früh, mittags und abends nahm ich je eine Kapsel 500 mg mit etwas Kaffeesahne, zur besseren Wirkung, ein.

Anfänglich habe ich einige Wochen die dreifache Menge zu mir genommen, um den Krebsherd in der Prostata zu vernichten. Auch heute nehme ich noch täglich zwei Kapseln. Es ist angeraten, Curcumin immer gleichzeitig mit Vitamin D3 einzunehmen. Damit kann die maximale Wirkung erzielt werden.

Solange der Krebs auf die Prostata begrenzt ist, ist er weitgehend beherrschbar. Erst die Metastasenbildung zieht die tödliche Gefahr nach sich. Nur 30% der Krebspatienten mit Metastasen überleben die folgenden fünf Jahre nach der Diagnose. Um diese Metastasen einzudämmen oder sogar zu verhindern ist Curcumin das Mittel der Wahl. Bei Brustkrebs kann Curcumin die Bildung von Lungenmetastasen deutlich reduzieren

Curcuma wird auch seit Jahren zur erfolgreichen Behandlung von Arthrose und Arthritis eingesetzt. Es beugt Alzheimer vor, leitet Schwermetalle aus, heilt die Leber und ist ein starkes Antioxidans.

Curcuma ist vermutlich das einzige pflanzliche Präparat, das von der schulwissenschaftlichen Onkologie als hochwirksam empfohlen wird. Es ist keine Krebsart gefunden worden, die von Kurkuma nicht beeinflusst werden kann. Einen Bericht über eine Heilung mit Curcumin konnte ich leider nicht finden.

Curcuma beschleunigt die Wundheilung, hilft bei Masern, Kreislaufbeschwerden, Erkältungen, Zahnfleischerkrankungen, Windpocken, Demenz, Verdauungsproblemen, Diabetes, stärkt die Nerven und unterstützt den Stressabbau. Es lässt den Cholesterinspiegel sinken, lindert rheumatische Beschwerden, verbessert den Stoffwechsel, die Blutwerte, die Beweglichkeit und hat blutverdünnende Eigenschaften.

Diesen Stoff muss man auch für weitere Krankheiten im Auge behalten, denn die Forschung dazu hat erst jetzt richtig begonnen.

D-Manose

D-Manose wird vom Körper selbst hergestellt und schützt fast ausschließlich die Harnwege. Es ist in der Lage, E.coli Bakterien aus den Harnorganen auszuschwemmen. Damit hilft es bei 90 % der Harnweginfektionen. D-Manose ist einem Antibiotika bei der Beseitigung dieses Leidens vorzuziehen. Bei der Anwendung gibt es keine Nebenwirkungen.

D-Manose kann auch gegen Prostatitis eingesetzt werden.

DMSO

DMSO (Dimethylsulfoxid) wird in der Industrie seit Jahrzehnten als Lösungsmittel eingesetzt. Es ist also kein Heilmittel.

Trotzdem hat DMSO viele positive Eigenschaften. Es verbindet sich sowohl mit Wasser, aber auch mit Fetten, ist also wasser- und fettlöslich.

Da auch der menschliche Körper sehr viel wasser- und fettlösliche Stoffe enthält, kann DMSO als gut geeignete Trägersubstanz zum Einsatz kommen. Es ist in der Lage, alle im DMSO gelösten Substanzen als Schlepper in die Zellen zu transportieren.

Auf diese Weise werden bestehende Behandlungsformen bereits im Ansatz unterstützt, gestärkt und optimiert. DMSO durchdringt mühelos organische Strukturen aus Fetten, Kohlehydraten und Wasser. Mit dieser Fähigkeit bringt es das in ihm gelöste Arzneimittel direkt in die Zellen.

Mit dem Einsatz von DMSO kann die Arzneimenge erniedrigt und die Nebenwirkungen verringert werden.

DMSO hat aber noch viele andere positive Eigenschaften:

- wandelt freie Radikale so um, dass sie die Nieren ausscheiden können

- hilft den Zellen beim Entgiften
- kann allergische Reaktionen abschwächen
- stärkt das Immunsystem
- wirkt entzündungshemmend und verbessert die Konzentration
- bildet Narben zurück und beschleunigt die Wundheilung

Der Autor des DMSO-Handbuches, Dr. Hartmut Fischer, schätzt ein: „DMSO unterstützt und bewirkt, auch bei schwerwiegender Schädigung von Gewebe, die Neuordnung und Regeneration der Zellen oder schützt den Körper vorbeugend".
Kombiniert man DMSO mit DCA, rechtsdrehender Milchsäure oder Alpfa-Liponsäure, sollen große Heilerfolge bei bösartigen Tumoren zu erwarten sein.

Auch zur äußerlichen Anwendung ist DMSO ein geeignetes Mittel, zum Beispiel bei Schleimbeutelentzündung, Krampfadern, Hautpilz u.ä.

Ich habe DMSO in Pharmaqualität wie folgt genommen:
Zwei Teelöffel DMSO, ein Teelöffel Wasser auf nüchternen Magen, **stehend**, mit Nachspülung mit einem Glas Wasser.
Die Wirkung ist ganzkörperlich spürbar. Vielleicht sollte man bei der Einnahme nicht allein sein. Eine Wirkung gegen den Krebs konnte ich leider nicht bemerken. Vielleicht war aber auch der Zeitraum der Einnahme zu gering.
Übrigens soll DMSO siebenmal sicherer als Aspirin sein.

Wie manches Gute, hat auch DMSO einen negativen Nebeneffekt durch ein starkes Potential an Eigengeruch. Nicht lange nach der Einnahme verbreitet man einen üblen Geruch, den man selbst nicht wahrnimmt. Erst nach etwa drei Tagen verschwindet die Ausdünstung.

Die Pharmaindustrie lässt DMSO möglichst links liegen, was man sich leicht erklären kann.

Ellagsäure

Ellagsäure ist in sehr vielen Früchten zu finden, kommt also in der Natur vor. Sie ist für die antioxydativen Aktivitäten der Früchte und Nüsse verantwortlich.

Eine 1999 veröffentliche Studie habe nachgewiesen, dass Ellagsäure binnen 48 Stunden die Zellkernteilung aufhalten und binnen 72 Stunden zum normalen Zelltod herbeiführen kann.
Diese Aussage soll auch für Prostatakrebszellen gelten.

Den Ellagitaninen von Himbeeren kommt noch eine besondere Bedeutung zu.

Gojibeeren – die Glücksbeeren

Lina Goldstein zitiert in ihrem Informationsheft zu Gojibeeren den amerikanischen Ernährungsexperten Prof. Dr. Dr. Mindell nach seiner Analyse zur Gojibeere wie folgt:
„Die Gojibeere enthält das mit Abstand größte Potential an gesundheitsfördernden Vitalstoffen, das mir in meinen jahrzehntelangen Forschungen begegnet ist. Ihre positive Wirkung auf den Organismus ist unvergleichlich und wird von keiner anderen bekannten Pflanze erreicht".

Nun weiß man nicht, ob dieser Mann auch Aroniabeeren untersucht hat. Ich vermute, eher nicht.

Die Gojibeere entfaltet tatsächlich eine großartige Wirkung. Sie verdünnt das Blut, senkt den Blutdruck und Blutzucker, verhindert Verkalkung des Gehirns, sie vermindert Depressionen und Stimmungsschwankungen, sie vermindert die Möglichkeit an Alzheimer zu erkranken, sie beseitigt Infektionen der Bauchspeicheldrüse, sie lindert Prostataleiden und stärkt das Immunsystem. Mehr Wirkungen auf die Gesundheit sind eigentlich nicht denkbar. Dazu schmeckt sie auch noch sehr gut.

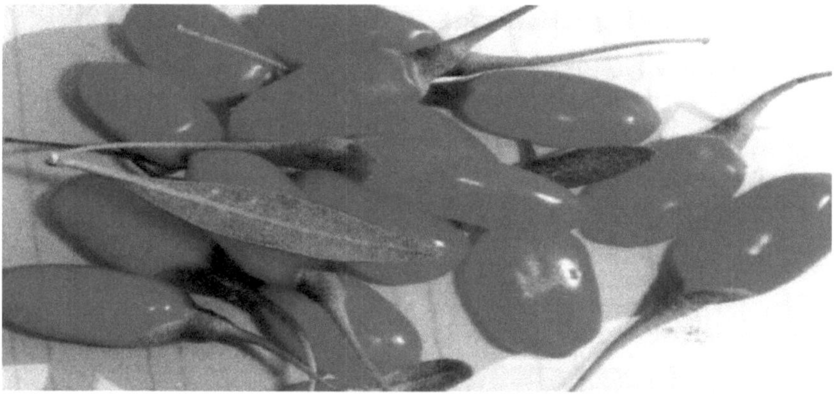

Die Gojibeere soll zur Krebsvorsorge und Krebsbekämpfung besonders geeignet sein. Die zur Krebstherapie eingesetzten Medikamente zeigen mit der gleichzeitigen Einnahme von Gojibeeren eine bessere Wirkung.

Makrophagen, die Fremdkörper, Bakterien und Viren fressen können, werden zu mehr Aktivität angeregt, was ebenso auf unsere natürlichen Killerzellen zutrifft.
Die Gojibeere verfügt über deutlich mehr Vitamine, Mineralstoffe, Spurenelemente und essenzielle Aminosäuren als alle anderen vergleichbaren Obst- und Gemüsesorten.

Die positive Wirkung der Gojibeeren ist so mannigfaltig, dass man sich dafür in der entsprechenden Literatur informieren sollte, zum Beispiel: „Gojibeerenpower aus dem Reich der Mitte für ein vitales Leben“ von Liane Goldstein.

Ich habe mir immer ein Kilo dieser Beeren eingelagert und über den Lieferanten, www.1001frucht.de, bezogen. Der Preis pro Kilo bewegt sich um 18 €.

In meinem Garten habe ich versuchsweise auch einen Gojibeerenbusch gepflanzt. Vermutlich bekommt er zu wenig Sonne, denn zum Tragen von Früchten ist es bisher nicht gekommen. Ein paar Blüten hat er aber hervorgebracht.

Eine Handvoll dieser Beeren habe ich früh und zum Nachtisch täglich gegessen. Wer bereits blutverdünnende Medikamente nimmt, sollte sich mit dem Verzehr der Beeren zurückhalten.

Ein Problem sehe ich darin, dass der Anbau fast ausschließlich im Norden Chinas erfolgt. Das Besprühen mit Pestiziden scheint eher die Regel als ein Bio-Anbau. Man muss Zweifel haben, wenn Gojibeeren in Bio-Qualität angeboten werden. Nachfragen bei Anbietern dazu, blieben ohne Antwort.

Granatapfel

Die wilden Granatapfelbäume wachsen im indischen Norden. Die Ayurveda-Heilkunde schätzt Saft, Schale und Kerne des Granatapfels. Die Früchte sollen noch frei von Pestiziden sein und werden nicht mit Kunstdünger gedüngt.
Mit der Bezeichnung „Paradiesapfel“ gilt der Granatapfel als Symbol für Gesundheit.

Die Polyphenole des Granatapfels senken möglicherweise das Risiko hormonabhängiger Krebsarten, wie zum Beispiel Prostata- und Brustkrebs. Außerdem wirkt der Granatapfelextrakt gegen Bluthochdruck, für gesunde Arterien, für ein gutes Gedächtnis, für einen gesunden Darm und ein starkes Immunsystem.

Der Granatapfel kann für besseren Blutfluss sorgen, weil er eine Verhärtung der Adern stoppt und deren Wandstärke auf ein gesundes Maß reduziert. Gleichzeitig werden die Adern entfettet.

Die Pflanzenwirkstoffe des Granatapfels reduzieren entzündliche Prozesse in allen Körperteilen. Die Polyphenole des Granatapfels senken den PSA-Wert der Prostata und sollen die Gefäßablagerungen der Halsschlagader um 35 % reduzieren..
Neben gesunden Blutwerten sorgt der Granatapfel für gesteigerte Liebeskraft.

Leider ist die eigene Verarbeitung eines Granatapfels recht aufwendig, selbst das Auslöffeln ist nicht ganz einfach. Ich habe es einige Wochen praktiziert, aber recht bald wieder aufgegeben.
Wer dafür nicht die Nerven hat, kann auf Nahrungs-Ergänzungsmittel in Kapselform zurückgreifen.

Haferflocken

Der Hafer ist ein gesundes Getreide und er schmeckt auch noch gut. Er wirkt bereits in kleinen Mengen sättigend und versorgt mit wichtigen Nähr-und Vitalstoffen. So ist es kein Wunder, dass die Haferflocken in jedem Morgenmüsli enthalten sein sollen.

Das Biotin sorgt für gesunde Haut, feste Nägel und schönes Haar. Letzteres wäre für die weiblichen Konsumenten interessant, die aber mit Haferflocken in der Regel nicht viel anzufangen wissen.

Der Hafer versorgt unseren Körper mit Vitaminen B6 und B1. Er besitzt einen recht hohen Eisengehalt, mehr als zum Beispiel Fleisch. Auch unser Nervensystem kann vom Hafer profitieren.

Wer Haferflocken zum Frühstück isst, deckt damit seinen Bedarf an Magnesium und Silizium. Das Silizium leitet Aluminium aus, was bei Verwendung von aluminiumhaltigen Deos hilfreich sein kann. Hafer senkt Blutfette und Cholesterinwerte.

Neuen Studien zur Folge ist Hafer zur Senkung des Blutzuckerspiegels das wirksamste Nahrungsmittel.
Im Eigenversuch gelang es mir leider nicht, das Ergebnis dieser Studie zu bestätigen. Auf meinen etwas zu hohen Blutzuckerspiegel wirkte sich mein täglicher Haferflockenkonsum in keiner Weise aus.

Ich esse jeden Morgen drei gehäufte Esslöffel Haferflocken zum Frühstück. Die Sättigung hält oft weit über Mittag an.
Der Hafer wurde übrigens 2017 zur „Arzneipflanze des Jahres" erklärt. Das sagt eigentliches alles.

Honig

Honig schmeckt sehr gut und ist auch gut!
Er enthält alle lebenserhaltenen Mineralstoffe. Bio-Honig ist frei von Bakterien. Daraus ergibt sich seine lange Haltbarkeit.
Beim Verzehr von Öko-Honig kann man kurz- und langfristig einen Energieschub erwarten. Bienenhonig enthält natürlich viel Zucker und muss deshalb sparsam eingesetzt werden.

Man sollte möglichst den lokal erzeugten Honig erwerben, der von Bienen aus der Gegend, in der man wohnt, gesammelt wurde.
Dieses Prinzip gilt auch für alle anderen Nahrungsmittel, weil sie das Immunsystem stimulierende Eigenschaften besitzen.
Säuglingen unter einem Jahr darf man keinen Bienenhonig verabreichen.

Ingwer

Ty Bollinger beschreibt in seinem bereits genannten Buch einen

Fall, bei dem sich ein Prostatakrebspatient mit großen Mengen Ingwerpulver-Kapseln geheilt hat, obwohl der Krebs in seinem Ausmaß bereits den Dickdarm blockiert hatte. Vielleicht ist in einem besonderen Fall so eine Heilung möglich, darauf verlassen sollte man sich aber nicht.

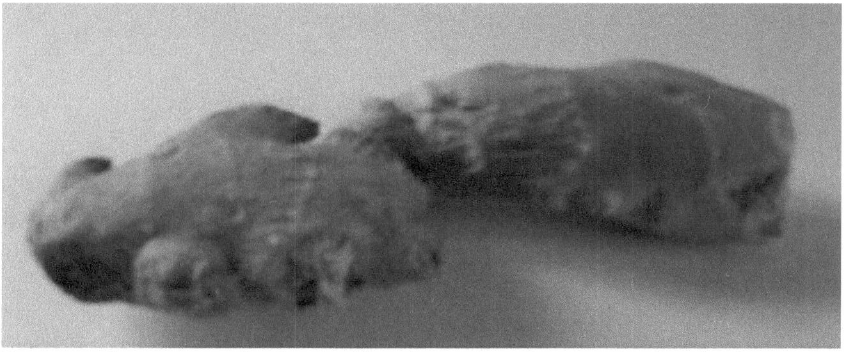

Ingwer ist aromatisch, beißend und pikant. Dadurch kann er durchaus auch auf verschiedene Krebsarten wirksam sein. Er entspannt den Darmtrakt und soll bei schwangerschaftsbedingter Übelkeit hilfreich sein.

Ingwer gilt schon länger als Wunderknolle, die viele positive Auswirkungen auf die Gesundheit hat. Sie wirkt krampflösend, schmerzlindernd, schleimlösend und entzündungshemmend.
Ingwer senkt den Blutfettspiegel und den Cholesterinwert.

Ingwer senkt den Blutzuckerspiegel, denn seine Wirkstoffe erleichtern den Transport von Zucker in die Muskelzellen. Dadurch wird die Speicherkapazität der Zellen gesteigert und es kann mehr Zucker eingelagert werden, der Blutzuckerspiegel sinkt.

Ingwer ist ideal zur Beseitigung von Mundgeruch. Man soll täglich zwei Gramm Ingwer zu sich nehmen, um die guten Eigenschaften dieser Substanz nutzen zu können.
Bei hohen Blutdruck oder Gallensteinen sollte man auf Ingwerver-

zehr verzichten.

Ingwer soll eines der gesündesten Nahrungsmittel der Welt sein.

Kaffee

Man sagt, dass manche Leute Kaffee für Medizin halten, andere für eine Wunderwaffe.
Schon der Duft reicht dem Kaffeefreund aus, um ein angenehmes Gefühl wahrzunehmen.

Durch den Wirkstoff Koffein sorgt Kaffee ganz natürlich für eine aufmunternde Wirkung. Dieser Effekt tritt nach 15 bis 30 Minuten ein und hält ein bis mehrere Stunden an. Eine Studie zeigt, dass Männer durch Kaffee besser wach werden als Frauen. Kaffee soll das Risiko an Diabetes Typ 2, Alzheimer, Leberkrebs oder Parkinson zu erkranken, deutlich senken.

US-Wissenschaftler haben herausgefunden, dass drei Tassen Kaffee täglich vor Lebererkrankungen schützen.
Diese Wissenschaftler wollen ermittelt haben, dass Kaffeetrinker länger leben. Zwei Tassen am Tag sind gut, drei bis vier Tasse sollen für gesunde Erwachsene nicht schädlich sein.

Eine große Studie zeigt, dass Kaffeetrinker ein um 18 % geringeres Krebsrisiko haben. Espresso soll zum Beispiel sehr positiv gegen das Risiko für Prostatakrebs wirken. Andererseits sollten Frauen, die von Knochenschwund betroffen sind, vorsichtig mit Kaffee umgehen.

Ist noch zu erwähnen, dass im Kaffee noch etwa 1000 andere Wirkstoffe enthalten sind als Koffein. Diese Stoffe machen den Unterschied zwischen den angebotenen Sorten aus. Jeder Mensch sollte prüfen, welche Sorten für ihn am verträglichsten sind.

Ich habe nach meiner Diagnose zwei Jahre keinen Kaffee getrunken, um das saure Milieu in meinem Körper nicht zu verstärken. Später habe ich langsam wieder, auch am Nachmittag, begonnen, Kaffee zu trinken. Schläft man grundsätzlich schlecht, sollte man zu dieser Zeit keinen Kaffee trinken.

Nun ist es aber leider wieder so, dass dem Genussmenschen die Laune verdorben wird, weil Kaffee auch die schädliche Substanz Acrylamid enthält. Das gleiche Gift, was man auch von Pommes, Backwaren und Fleisch vom Grill her kennt.

Ein kalifornisches Gericht hat kürzlich entschieden, dass der Kaffee-Konzern Starbucks auf seinen Bechern vor dem krebserregenden Stoff warnen soll.
Hier ist natürlich ganz besonders der Kaffeeröster gefragt, denn er muss mit sorgsamer Röstung für einen geringen Gehalt an Acrylamid sorgen.

Es wird aber sehr schwer sein mit Studien zu belegen, dass jemand durch Acrylamid Krebs bekommen hat. Ausgeschlossen scheint es aber nicht, dass ein Konzern wegen diesem Gift zur Kasse gebeten wird. Beim Einsatz von Glyphosat wurde in den USA ein Zusammenhang vom Gift zum Krebs hergestellt.

Grundsätzlich heißt es auch hier: Die Dosis macht das Gift!

Für eine Tasse Kaffee werden 140 Liter Wasser benötigt.
Menschen mit Öko-Verantwortung sollten das bedenken.

Kalzium

Kalzium ist ein sehr wichtiger Nährstoff.
Eine erhöhte Zufuhr könnte Brust-, Prostata- und Bauchspeichel-

drüsenkrebs verhindern. Doch wer kümmert sich schon darum, wenn man noch nicht mit den Anzeichen einer solchen Krankheit konfrontiert ist?

Kalzium versorgt das Herz mit der notwendigen elektrischen Energie und sichert die Muskeltätigkeit. Das Korallen Kalzium aus Okinawa spielt für die Gesundheit eines Menschen eine außerordentliche Rolle. Durch seine basische Wirkung kommt es zur Neutralisierung aller Säuren und damit kann der Körper die Krankheiten wieder selbst heilen.

Die Menschen in Okinawa ernähren sich gesund, bewegen sich viel und versorgen sich über ihr Trinkwasser ausreichend mit Mineralien. Mit täglich einer Kapsel Sango Coral Calcium ist man gut versorgt. Diese Substanz ist unter anderem bei Vitaminexpress.org erhältlich.

Wer über 100 Jahre alt werden will, sollte täglich fünf Gramm Kalzium zu sich nehmen. Eine solche Menge kann man, wenn überhaupt, nur mit Anraten eines Arztes vereinnahmen.

Für einige Prozesse, wie zum Beispiel die Entsäuerung des Körpers, scheint Kalzium wichtig zu sein. Als Lieferanten kommen einige Lebensmittel in Betracht, leichter geht es mit Kapseln aus der Apotheke.

Kakao

Die Kakaobohne enthält Magnesium, Eisen und Antioxidanzien, die die Zellen vor Krebserkrankungen schützen können.
Kakao wirkt positiv auf das Blutbild und den Knochenbau. Er kann den Blutzuckerspiegel positiv beeinflussen.

Kakao enthält einen Wirkstoff, der ähnlich belebend sein kann wie

Koffein. Studien haben gezeigt, dass Kakao die Blutgefäße sauber hält, der Arterienverkalkung entgegen wirkt und damit das Risiko von Herz-Kreislauferkrankungen verringert.
In letzter Zeit nimmt die Bedeutung des Kakao zu.

Ich verfeinere täglich mein Frühstück mit einem gehäuften Teelöffel reinen Kakao. Eine positive Wirkung auf meinen Blutzuckerspiegel konnte ich nicht nachweisen.

Wer viel Kakao zu sich nimmt, lebt vermutlich länger, natürlich ohne Milch und Zucker.

Knoblauch

Es ist allgemein bekannt, dass Knoblauch grundsätzlich gesund ist. Er hat krebshemmende Eigenschaften in Form von Schwefelverbindungen, die in die Tumorbildungsprozesse eingreifen können. So kommen diverse Knoblauchzubereitungen schon lange bei Prostatakrebs und Prostatavergrößerungen zum Einsatz.

Knoblauch unterstützt die Leber bei ihrer Entgiftungsfunktion, hilft gegen Harnwegsinfektionen, wirkt Blutgerinnseln entgegen und hilft Thrombosen sowie Schlaganfällen vorzubeugen.

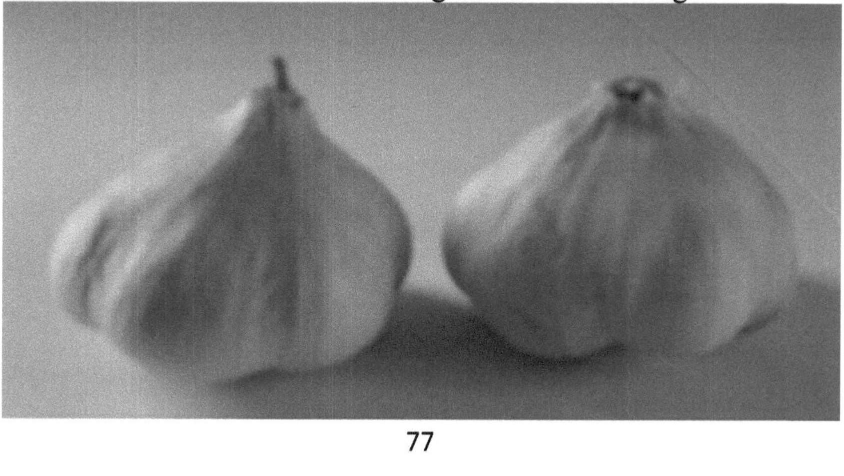

Knoblauch ist durch das enthaltene Allicin ein natürliches Antibiotikum mit keimtötenden Eigenschaften, erhält eine gesunde Darmflora und stärkt somit das Immunsystem.

Wegen des strengen Geruchs ist es ratsam, dieses Naturmittel nur anzuwenden, wenn man allein ist. Sind ständig andere Menschen in der Nähe, stehen auch Kapsel 500 mg aus diversen Reformhäusern oder Apotheken zur Verfügung.

Ich habe für meine Gemüsepfanne eine Kapsel oder Zehe verwendet. Eine Mischung aus Ingwer, Zwiebeln, Brokkoli und Knoblauchsaft soll eine sehr wirksame Mixtur gegen Krebs sein.

Kokosöl

Das natürliche Kokosöl ist das perfekte Nahrungsmittel. Es kann wahre Wunder für unsere Gesundheit bewirken:

- ist erfolgreich gegen Viren, Bakterien und Pilze
- Stimuliert Energie, Ausdauer und das Immunsystem
- Fördert die Verdauung und Darmtätigkeit
- Hilft Zahnverfall und Zahnfleischerkrankungen zu verhindern
- ist hilfreich beim Abnehmen
- verhindert vorzeitige Hautalterung
- hilft Herzkrankheiten, Diabetes, Alzheimer, Arthritis zu verhindern
- macht schöne Haut und schöne Haare

Natürlich lässt sich mit Kokosöl wunderbar braten und kochen. Prinzipiell sind alle Inhalte der Kokosnuss für die menschliche Gesundheit von Nutzen.

Leider gibt es zum Gebrauch von Kokosöl inzwischen mahnende

Stimmen. Es soll nicht so gesund sein, wie bisher angenommen. Ob man damit eine abschreckende Wirkung bei den Verbrauchern von Kokosöl erreichen will, könnte vermutet werden.

Lein- und Hanföl

Die Budwig-Diät baut ganz besonders auf die Wirkung des Leinöls. Dieses Öl ist in Bio-Qualität beim Discounter zu bekommen und soll unbedingt im Kühlschrank aufbewahrt werden, um oxydative Veränderungen zu vermeiden. Dabei spielt auch hier das ideale Verhältnis von Omega-3-Fettsäuren zu Omega-6-Fettsäuren im Leinöl eine positive Rolle.

Hanföl setzt qualitativ noch eins drauf und wird daher auch als die „Königin aller Speiseöle“ bezeichnet. Es ist besonders reich an mehrfach ungesättigten Omega-3-Fettsäuren und Gamma-Linolsäuren. Darum ist die Verwendung von Hanföl dem Verzehr von Fisch vorzuziehen.

Am Rande soll erwähnt werden, dass ein Hektar Hanf so viel Zellstoff wie zehn Hektar Wald erbringt.

Geschmacklich sind beide Öle gewöhnungsbedürftig, dafür aber sehr gesund. Ich habe einige Liter für mein Frühstück innerhalb eines Jahres verbraucht. Dabei sei nochmals erwähnt, dass es auf die Reihenfolge des Einmischens des Öls in das Müsli ankommt. Also immer das Öl vor dem Eingießen der Hafermilch mit der Grundsubstanz vermischen.

Nicht geeignet sind diese Öle für die Zubereitung von Speisen mit großer Hitzeeinwirkung, für Salate aber umso mehr.

Magnesium

Magnesium ist für das Herz-Kreislauf-System lebenswichtig. Insbesondere braucht der Herzmuskel ausreichend Magnesium. Es entspannt die Blutgefäße und fördert die Durchblutung. Herzrhythmusstörungen, Herzrasen, hohen Blutdruck und Angina Pectoris werden in Zusammenhang mit Magnesiummangel gebracht. Man geht davon aus, dass 80 % der Bevölkerung an chronischen Magnesiummangel leiden. Das erklärt auch, warum Herzprobleme weit verbreitet sind.

Magnesium kann aber auch die Knochendichte verbessern. Ein Mangel fördert Osteoporose. Außerdem besteht ein Zusammenhang zwischen Magnesiummangel und Diabetes. Der Mangel führt zu Insulinresistenz und damit zu Folgeschäden.

Methadon

Methadon wird manchmal als sogenanntes Wundermittel gegen Krebs beworben. Eine Ulmer Chemikerin hatte mit einem TV-Beitrag große Hoffnungen geweckt. Inzwischen sind wohl zum Einsatz von Methadon in der Medizin Studien angelaufen, die den Nutzen zur Krebsbekämpfung untersuchen sollen. Ergebnisse werden wohl noch einige Zeit auf sich warten lassen.

Ich habe mich in meinen Recherchen nicht weiter mit Methadon beschäftigt.

Milch

Es gibt einige Studien, die ein erhöhtes Prostatakrebsrisiko durch den Verzehr von Milch untersucht haben. So wurde festgestellt, dass das Krebsrisiko umso höher war, je mehr Milch getrunken wurde.

Bei Milchprodukten wurde der Nachweis aber nicht erbracht, obwohl Statistiken über Lebensgewohnheiten von Menschen in anderen Ländern auch deren negative Wirkungen gezeigt haben. Leider wurde nichts über die Qualität der Milch gesagt.

Beim Ausbruch von Prostatakrebs soll die Milch aber in jedem Fall eine große Rolle spielen.

Dabei ist pasteurisierte Kuhmilch durch ihre krebserregenden Hormone das entscheidende Problem. Durch den industriellen Melkprozess in der Massentierhaltung und die ungenügende Beachtung der Schwangerschaft der Kühe, steigt das krebserregende Potential von natürlichen Östrogenen erheblich an. Die Östrogenverbindung Estronsulfat steht im Verdacht hormonbedingte Krebserkrankungen, wie Hoden-, Prostata- und Brustkrebs, zu erzeugen.

Die Deutsche Gesellschaft für Ernährung empfiehlt täglich 200-250 Gramm fettarme Milch und Milchprodukte sowie zwei Scheiben fettarmen Käse (50-60 Gramm).

Fazit: Der an Prostatakrebs erkrankte Mann sollte möglichst das Trinken von pasteurisierter Milch vermeiden.

Unabhängig der negativen Wirkung der Milch bei Erwachsenen sollte man bedenken, dass für einen Liter Milch immerhin 1000 Liter Wasser benötigt werden.

Moringa

Der Moringabaum ist seit vielen Jahrhunderten für seine gesundheitlichen Wirkungen bekannt. das Blattpulver verfügt über fast 100 bioverfügbare, natürliche Vitalstoffe. Moringa hat eine stark basische Wirkung und reduziert damit die Übersäuerung des Körpers. Damit hilft es auch gegen die Entwicklung von Krebs denn der mag ein saures Milieu. Moringa stärkt das Immunsystem. Es sichert einen normalen Blutzuckerspiegel, Blutdruck und Cholesterinspiegel. Moringa hilft die Energie zu steigern und die Vitalität zu erhöhen.

Viele weitere positive Wirkungen auf unseren Körper sind mit Moringa möglich. Es lohnt sich in jedem Fall, sich zu allen Eigenschaften der Substanz kundig zu machen.

MSM

MSM – Methyl-Sulfonyl-Methan ist ein organischer Schwefel, der besonders gut von unserem Körper aufgenommen wird.

Es werden ihm einige positive Eigenschaften nachgesagt:

- hemmt chronische Schmerzen und Entzündungen
- fördert den Blutfluss
- aktiviert die Darmmuskeln
- lockert Muskelkrämpfe
- heilt entzündliche und allergische Hautkrankheiten
- unterstützt den Aufbau von Kollagen
- regeneriert Knorpel und Gelenke
- reguliert die Immunfunktion
- lindert Migräne und Nervenschmerzen
- beugt Erkältungen vor
- verlangsamt den Alterungsprozess

Natürlicher Schwefel hat ein umfangreiches Wirkungsspektrum gegen Akne, Arthritis, Gastritis, Rückenschmerzen und Verbrennungen. Es entgiftet den Stoffwechsel und kann durch seine entzündungshemmenden Eigenschaften Krebserkrankungen vorbeugen.

Natron in Ahornsirup

Die Krebszellen sind immer heiß auf Zucker. Diese Eigenschaft wird genutzt, indem man einen Bikarbonat-Zucker-Komplex als trojanisches Pferd zuführt. Der Ahornsirup schleppt das Natron in die Krebszelle und noch ehe die Krebszelle durch den Zucker wachsen kann, stirbt sie durch das mittels Natron erzeugte alkalische Milieu ab. Es wirkt also damit ein ähnlicher Vorgang wie bei der Einnahme von Vitamin B 17.

Es sollen gute Ergebnisse mit der Mischung von:
Ein Teelöffel Natron und drei Teelöffel Ahornsirup erreicht worden sein. Die Einnahme soll maximal dreimal täglich erfolgen.

Ich habe diese Mischung vier Wochen lang eingenommen. Dabei stellt man fest, dass der Ahornsirup außerordentlich süß ist und eine noch längere Einnahme nur schwer möglich ist.

Sonderbarer Weise konnte bisher nicht belegt werden, dass Zucker das Krebswachstum fördert oder an einer Krebserkrankung schuld ist. Das ist schon einigermaßen verwunderlich.
Bei welcher Krebsart dieser Komplex spezielle Wirkung zeigt, ist nicht bekannt.

Gegen meinen Prostatakrebs zeigte Natron mit Ahornsirup keinen positiven Effekt.

Nüsse

Nüsse haben eine hohe Nährstoffdichte. Damit tragen schon geringe Mengen zur Deckung des täglichen Bedarfs an Nähr- und Vitalstoffen bei. Wallnüsse liefern zum Beispiel 60 % Fett, das muss man bei dem Verzehr größerer Mengen beachten.

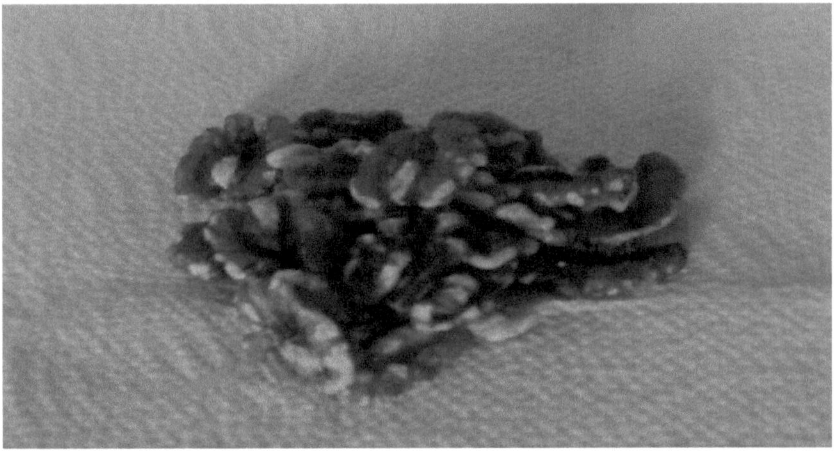

Wallnüsse haben nicht nur den höchsten Omega-3-Fettsäuregehalt aller Nüsse, sondern verfügen auch über ein ausgewogenes Omega-6-Omega-3-Verhältnis. Dabei muss man wisse, dass in der modernen Ernährung die eher negativ wirkenden Omega-6-Fettsäuren überwiegen. Nüsse, Leinöl und Leinsamen liefern Omega-e-Fettsäuren, die auf verschiedenen Wegen ihre positive Wirkung entfalten. Sie sind entzündungshemmend, cholesterinsenkend, blutverdünnend und stimmungsaufhellend.
Nüsse verfügen über Eiweiß, Kohlenhydrate uns Ballaststoffe.
Sie sind reich an Vitamin E, Magnesium und Folsäure. Sie sind ein guter Proteinlieferant und durch den Arginingehalt gut für das Herz.

Amerikanische Studien haben gezeigt, dass Nüsse die Überlebenschancen von Männern mit Prostatakrebs erheblich erhöhen. Dabei spielen pflanzliche Fette die wichtigste Rolle.

Durchgeführte Studien zur Wirkung der Nüsse auf andere Krebsarten zeigten im Wesentlichen positive Ergebnisse.
Dass man Nüsse ungesalzen und ungesüßt verzehren soll, liegt auf

der Hand.

Ich esse täglich früh und am Nachmittag je eine Handvoll kalifornische Wallnusskerne, die man bislang beim Discounter relativ preiswert kaufen kann. Da das vermutlich inzwischen viele Bürger machen, zogen die Preise in letzter Zeit deutlich an.

Obst

Jedes Kind weiß heute, dass Obst gesund ist. Ein Apfel am Tag ersetzt den Arzt – ist eine landläufige Meinung, die auch etwas Wahres beinhaltet. Letztlich ist Obst immer noch eine preiswerte Variante, sich gesund zu ernähren.

Was einzelne Obstsorten für uns Menschen bewirken, kann unter www.zentrum-der-gesundheit.de nachgelesen werden. In der Regel ist das im Lebens-Umkreis angebaute Obst am besten.
Obstsäfte sollten immer als Muttersaft getrunken werden. Es liegt auf der Hand, dass beim Kauf von Äpfeln, Birnen, Pflaumen und andere Obstsorten immer solche aus Bio-Anbau bevorzugt werden sollten.
Fast alle Discounter bieten inzwischen Bio-Obst an.

Oleander

Oleander ist ein seit vielen Jahrhunderten bekanntes Heilmittel, wenn er richtig verarbeitet wird.

Erfolge bei der Krebsbehandlung werden insbesondere aus der Türkei gemeldet. Die besten Ergebnisse sollen bei Kranken mit Prostatakrebs erzielt worden sein.

Eine Krebsbehandlung sollte bevorzugt mit Kapseln erfolgen, die bereits eine geeignete Mischung der verwendeten Extrakte enthalten.

Omega – 3 – Fettsäuren

In den USA wurden Studien durchgeführt, die sich mit einer Reduzierung des Fettanteils in der Ernährung und die Veränderung des Omega-6-Fettsäuren-Verhältnis zugunsten der Omega-3-Fettsäuren beschäftigten. Dabei konnte festgestellt werden, dass sich das Risiko einer Weiterentwicklung eines bestehenden Prostatakarzinoms durch diese Maßnahme senken lassen kann.

Eine Omega-3-Kost dezimiert die Teilungsrate der Krebszellen, das heißt geringere Teilungsraten bewirken ein langsameres Krebswachstum. Krillöl ist dazu am besten geeignet.

Ölziehen

Beim Ölziehen nimmt man einen Schluck Öl in den Mund und bewegt es durch die Zahnzwischenräume und den Mundraum. Anschließend spukt man es aus.

Dadurch werden große Mengen Bakterien, Viren und Pilze aus dem Mundraum entfernt. Somit können sie sich nicht im Körper ausbreiten. Das Immunsystem wird entlastet und die Selbstheilungskräfte können sich voll entfalten.

Das Ölziehen verhindert Mundgeruch und Zahnbelag. Es soll Krankheiten wie Kopfschmerzen, Diabetes bis Herzkrankheiten und Krebs verschwinden lassen.

Wer sich zum Ölziehen informieren möchte, dem sei das Buch: „Ölziehkur“ – Kopp-Verlag empfohlen. Dort wird an Hand von Beispielen die vielseitige Wirkung des Ölziehens erläutert.

Ich praktiziere das Ölziehen seit einigen Monaten.

Eigentlich wird ja empfohlen, die Zähne erst nach dem Frühstück zu putzen, um dann tagsüber keine Essensreste im Mundraum zu haben. Dann schluckt man aber zum Frühstück alle Keime, die sich in der Nacht im Mundraum gebildet haben, herunter. Das anschließende Zähneputzen ist dann nur noch Kosmetik.

Aus diesem Grund ist das Ölziehen am Morgen allen anderen Maßnahmen vorzuziehen. Dann sollte man frühstücken und anschließend die Zähne putzen.

Mit der Entfernung des Zahnbelages durch Ölziehen werden die Zähne deutlich sichtbar weißer.

Paprika

Paprika ist gesund und inzwischen jeden Tag in ausreichender Menge auf dem Markt. Er beinhaltet viele Vitamine und macht nicht dick. In ihm sind Kalium, Magnesium, Zink und Calcium enthalten. Neben Vitamin A und B, hat er recht viel Vitamin C zu bieten. Der rote Paprika enthält gegenüber den andersfarbigen Sorten mehr als doppelt so viel Vitamin C.

Mit seinen Flavonoiden hat Paprika eine antioxidative Wirkung. Sie agieren als Radikalfänger im Körper. Auch die Carotine wirken zellschützend. Von den amerikanischen Ureinwohnern wurde Paprika zum Beispiel gegen Arthrose eingesetzt.

Leider gibt es Menschen, die auf Paprika allergische reagieren. Damit entgehen diesen Zeitgenossen die vielen guten Eigenschaften dieser Frucht.

Mein tägliches Mittagessen verfeinere ich immer mit einer kleingeschnittenen Bio-Paprikaschote.

Pastinaken

Pastinaken waren in vergangenen Jahrhunderten ein wichtiges Grundnahrungsmittel. Mit ihrem Kaliumgehalt trägt diese Pflanze zu einer normalen Muskel- und Nervenfunktion bei. Mit ihrer Folsäure aktiviert sie die Zellteilung und stärkt mit Vitamin C das Immunsystem.

Pastinaken wirken der Müdigkeit entgegen.
Man soll die Pastinaken nach dem Waschen schälen und dann auf das gewünschte Maß zerkleinern.

Ich verwende Pastinaken in meiner täglichen Gemüsepfanne.

Selen

Selen sollte im Blut mit 130 bis 150 Mikrogramm/ Liter vorhanden sein. Es gehört zu den Antioxidantien, es kann zellschädigende Substanzen neutralisieren und hemmt die Entartung von Zellen.

Selen sorgt für ein starkes Immunsystem, indem es bei der Bildung von Antikörpern, Killerzellen und Abwehr-Lymphocyten hilft. Bei Chemo- oder Strahlentherapien verminderte Selen die Entzündung der Schleimhäute.

Ein Mangel an Selen erhöht die Infektanfälligkeit, erzeugt Muskelschwäche und zieht vorzeitiges Altern nach sich.

Für die Prostata soll Selenhefe hilfreich sein.

Tee

Der Krebs bevorzugt für sein Wachstum eine saure Atmosphäre. Um zumindest einen neutralen Zustand herzustellen, werden sogenannte Base-Tees angeboten. Ich habe früh nach dem Essen, mittags und abends je eine Tasse diesen Tees getrunken und dadurch ein leicht basisches Milieu erreichen können. Mehr aber auch nicht.

Mit Basen -Pulver lässt sich sicher das Problem um einiges verbessern. Gesunde Zellen verfügen über einen ausgeglichenen pH-Wert.
Bei Vorstufen eines Prostatakarzinoms kann Grüner Tee die Entwicklung zu Krebs verhindern, bei fortgeschrittenem Prostatakrebs treten durch den Tee schwere, unerwünschte Wirkungen auf. Deshalb ist Grüner Tee bei Prostatakrebs tabu.

Das Trinken von Tee ist selbstverständlich auch ein Teil der täglichen Flüssigkeitsaufnahme. Nach der Diagnose habe ich mit der Einnahme von 2,5 Litern Flüssigkeit begonnen und dann schrittweise auf 1,5 Liter abgesenkt. Damit konnte ich auch die Anzahl der Toilettengänge reduzieren.

Nicht zuletzt soll hier auch der Cistustee erwähnt werden. Er soll durch seinen hohen Polyphenolgehalt das Immunsystem stärken.
Er kann am Tag, aber auch abends getrunken werden.

Früchtetees sind möglicherweise wegen der geringeren Belastung mit Pflanzenschutzmitteln, Kräutertees vorzuziehen.

Tomaten

Das in Tomaten enthaltene Lycopin ist für die krebshemmende Eigenschaft der Tomate verantwortlich. Laut einer Langzeitstudie an der Harvard Universität wurde nachgewiesen, dass das Risiko einer Prostatakrebserkrankung um 30 % reduziert werden kann, wenn die Männer mindestens einmal täglich Tomatengerichte oder Tomatensaft zu sich nehmen.

Bei der Behandlung von Prostatakrebs ist Lycopin ebenfalls hilfreich. Die ideale Dosis liegt zwischen 5 und 15 mg pro Tag. Eine größere Menge soll aber nicht schaden, meint www.vitamiexpress.org im Beitrag: Schützen Sie ihre Prostata mit Lycopin.

Gleichzeitig wurde in einer anderen Studie in einem Krebsforschungsinstitut in Detroit herausgefunden:

Lycopin, hemmt bei an Prostatakrebs erkrankten Männern, die Tumorentwicklung.

Tragant

Tragant ist ein hervorragender Immunverstärker. Das haben einige Untersuchungen gezeigt. Das Mittel ist in der Lage, die Immunreaktion deutlich zu verbessern. Damit werden zum Beispiel Krebszellen für die Abwehr sichtbar gemacht. Die den Krebs bekämpfenden T-Zellen werden vermehrt, Viren, Bakterien und weitere negativ wirkende Zellen werden identifiziert.
Besondere Erfolge wurden bei der Behandlung von Brustkrebs erzielt. So konnte in einer Studie die Sterblichkeitsrate von 50 auf 10 Prozent reduziert werden.

Vitamin B17

Die Krebsbehandlung mit Aprikosenkernen ist umstritten, wird aber von nicht wenigen Kranken praktiziert. Es wird von Menschen berichtet, die in Anbaugebieten der Aprikosenbäume in der

Türkei und den USA von Krebs so viel wie nichts wissen. Dabei werden von den Ansässigen nicht nur die Früchte gegessen, sondern auch die Kerne.

Die in den Aprikosenkernen enthaltene Blausäureverbindung heißt Amygdalin. Bei Einnahme entsteht eine Substanz, die den Krebs vernichtet soll, aber gesunde Zellen verschont.

Neben Cyanid und Benzaldehyd befinden sich im Amygdalin auch zwei Zucker-Moleküle. Da die Krebszellen heiß auf Zucker sind, entnehmen sie dem Amygdalin die Zuckermoleküle. Dadurch wird Cyanid und Benzaldehyd frei, die den Zelltod der Krebszellen bewirken.

Die Wirkungsweise klingt recht einfach und einleuchtend. Bleibt die Frage, warum sich die Krebszellen diese Mühe machen sollen, wenn es anderweitig genug Zucker im Körper gibt.
Nun könnte man ja auch mal relativ zuckerfrei sein, dann würde der Mechanismus vermutlich greifen.

Ich habe es auf 13 Kerne am Tag gebracht. Für eine wirksame Krebsbekämpfung soll eine solche Anzahl aber keinesfalls reichen. Dazwischen habe ich einen Tag ausgesetzt.

Andererseits habe ich an einer mir bekannten Straßenkreuzung, nach der Einnahme dieser Menge, kurz nicht mehr gewusst, wie ich abbiegen muss. Das gab mir dann doch zu denken.
Bei Bittermandeln zum Beispiel sollen 60 – 80 Stück für Erwachsene tödlich sein.

Dauerhaft habe ich den Einsatz von Aprikosenkernen nicht durchhalten wollen, weil ich vom Nutzen nicht überzeugt war.
Zumindest für eine Reduzierung eines Prostatakarzinoms scheint eine solche Therapie eher ungeeignet zu sein.

In der Literatur werden dagegen große Erfolge bei der Krebsbekämpfung durch Vitamin B17 propagiert. Der größte Effekt scheint in der Vorbeugung einer Krebserkrankung zu liegen.

Da es sich um ein fast kostenfreies Mittel handelt, werden eventuelle Studien kaum finanzstarke Unterstützer finden.

Vitamin D

Vitamin D ist für die Krebsvorbeugung sehr wichtig. Ich habe da eine Überschrift über eine Veröffentlichung aus www.zentrum-der-gesundheit.de im Kopf, da stand:

„Vitamin D - Eine Waffe gegen Prostatakrebs."

Dabei ist zu beachten, dass nur das Vitamin D3, dem von den UVB-Strahlen im Sonnenlicht erzeugten, entspricht. Ein möglichst häufiger Aufenthalt in der Natur ist sicher die preiswerteste Variante dieses Vitamin zu produzieren.

Im Winter bleiben aber nur die richtigen Präparate. Ein Vitamin D3-Lieferant ist zum Beispiel Dorschleber. Um keine Überdosierung zu erzeugen, sollte man nur in der dunklen Jahreszeit mit Dorschöl arbeiten. Grundsätzlich ist wohl die Deckung des täglichen Vitamin D – Bedarfes aus der Nahrung nicht möglich.

In letzter Zeit wird kolportiert, dass Vitamin-D-Mangel eine Ursache für Prostatakrebs und alle anderen Krebsarten sein kann. Bei Männern tritt Prostatakrebs bei diesem Mangel mit bis zu fünffacher Wahrscheinlichkeit auf. Zum anderen senkt Vitamin D den PSA-Wert.

Der Vitamin-D-Mangel führt zu starken Veränderungen auf Zellebene und inaktiviert Proteine, die mit der Entstehung von Entzündungen in Zusammenhang gebracht werden. Daraus lässt sich ableiten, dass Vitamin D3 den Entzündungsprozess in der Prostata bekämpft.

Ältere Menschen mit niedrigem Vitamin D – Spiegel sollen doppelt so häufig Alzheimer und andere Demenzerkrankungen entwickeln.
Vitamin D beeinflusst etwa 20 verschiedene Krebsarten positiv. So soll Vitamin-D-Mangel das Risiko zur Metastasierung um 94 % erhöhen.
Es ist immer wieder erstaunlich, wie Forscher solche Zahlen ermittelt haben wollen.

Ich habe deshalb sofort dreimal täglich ein Jahr lang Vitamin D 800 eingenommen. Ich hatte das Gefühl, dass sich mein Immunsystem langsam stabilisiert hat. Von den Herpes-Viren am Kopf merkte ich ebenfalls nichts mehr.

Eine Prüfung meines D3-Wertes im Blut nach dieser Zeit zeigte, dass er immer noch mit 29 ug/l im unteren Bereich des Sollwertes (20 – 70 ug/l) lag und damit weiter durch Einnahmen erhöht werden musste. Mir war klar, dass der Wert vorher im Minusbereich gelegen haben muss. Damit kann dieser Mangel durchaus ein Auslöser meines Prostatakrebses gewesen sein.

Um das Vitamin D3 zu aktivieren, ist die Kombination mit Vitamin K2 notwendig. Dafür gibt es Dragees, die die richtige Kombination enthalten. Zudem sollte der Körper ausreichend mit Magnesium versorgt sein.

Wenn man davon ausgeht, dass an Sonnentagen Vitamin D von 10000 bis 20000 IE vom menschlichen Körper hergestellt wird, muss man schon erhebliche Mengen in den Wintermonaten zuführen. Das sollten dann schon täglich 4.000 IE oder mehr sein.

In Zeiten * Schrift wird ein Mann zitiert, der mit weit überhöhten Dosen von Vitamin D3 von bis zu 700 000 IE an einem Tag eine komplette Heilung seines dem Tod geweihten Körpers erreicht hat.

Eine Studie hat gezeigt, dass wohl der Tagesbedarf eher bei 7.000 IE anzusetzen ist. Wenn ich recht weiß, ist die frei verkäufliche Menge in Deutschland auf 2.000 IE pro Tablette limitiert.

Da sich in der heutigen Zeit eigentlich nur wenige Menschen, auch in der Freizeit, im Freien aufhalten, dürfte sehr vielen ihr Vitamin D – Mangel nicht bewusst sein. Dadurch werden Krankheiten ausgelöst, die die Ursachenfindung nicht leicht macht, da man möglicherweise zuletzt auf Vitamin D – Mangel stößt. Ich nehme immer ab November täglich 5000 IE Vitamin D3 in Kombination mit Vitamin K2.

Es steht fest, wer zu wenig Vitamin D bekommt, wird krank.

Vitamin D ist an vielen Stoffwechselvorgängen und Funktionen im Körper beteiligt:

- Aufbau von Knochen, Zähnen und Gelenken
- Steuerung der Aufnahme von Calcium im Darm
- Intaktes Immunsystem, und Abwehr von Infekten
- Synthese von körpereigenen Antibiotika
- Aufbau und Erhalt normaler Muskelfunktion
- Normale Zellteilung
- Reduktion von Entzündungen im Körper
- Hormonelles Gleichgewicht
- Reduktion von oxidativen Stress

- Optimale Signalübertragung zwischen den Zellen
- Innere Ruhe und besserer Schlaf
- Geistige Leistungsfunktion
- Lebensfreude und Aufmerksamkeit

Vitamin D gilt als natürlicher Schutzschild gegen:

- Autoimmunkrankheiten
- Erkältungen
- Knochenerkrankungen
- Osteoporose
- Depressionen
- Diabetes
- Herzkreislauferkrankungen
- Bluthochdruck
- Chronische Entzündungen
- Störungen des Immunsystems
- Muskelschwäche
- Gelenkrheumatismus
- Rheumatoider Arthritis
- Alzheimer und neurologische Erkrankungen
- PMS
- Krebs

Das Wichtigste ist aber, dass Vitamin D im Normbereich 77% aller Krebserkrankungen verhindern kann.

Vitamin K2

Vitamin K2 ist ein Supernährstoff, der in den letzten 70 Jahren von der Wissenschaft weitgehend ignoriert wurde.
Er kann nicht vom Körper hergestellt werden. Deshalb wird es neuerdings bevorzugt aus Kichererbsen gewonnen.

Eigentlich ist K2 für eine funktionierende Blutgerinnung wichtig. Nun wurde weiter herausgefunden, dass es auch für starke Knochen und gesunde Arterien lebensnotwendig ist. Die Aktivierung bestimmter Proteine hilft Calcium in den Knochen zu binden, aber gleichzeitig die Arterien vor Calciumablagerungen zu schützen. Dadurch wird ein Mangel an Vitamin K2 mit einem erhöhten Risiko für Arteriosklerose und Osteoporose in Zusammenhang gebracht.

Studien haben bewiesen, dass Erwachsene, denen eine ausreichende Menge an K2 verabreicht wurde, das Risiko von Wirbelbrüchen um 60%, von Hüftgelenkfrakturen um 77% und das Risiko für alle Frakturen, die nicht den Wirbelapparat betreffen, um 81% senkte. Außerdem wird der Abbau der Knochendichte gebremst.

Das natürlich hergestellte K2 hat eine Reihe von Vorteilen:

- Natürlicher Schutz für Herz und Knochen
- Aktiviert alle Vitamin-K abhängigen GLA-Proteine
- hat die höchste Bioaktivität
- wird optimal vom Körper aufgenommen
- wichtig für gesunde Zähne
- ohne Gentechnik hergestellt, für Diabetiker geeignet
- frei von Farbstoffen und Konservierungsmitteln
- ist frei von Nebenwirkungen

Ich habe Vitamin D3, 5000 plus mit K2 täglich eine Kapsel eingenommen.

Wasser

Unser Trinkwasser besitzt eine gute Qualität und ist für die Aufrechterhaltung unserer Vitalfunktion im Körper ein unersetzlicher

Grundstoff. Im Laufe der Jahre hat aber die Schadstoffbelastung zugenommen.

Nur 5 Prozent des vom Wasserwerk gelieferten Wassers wird als Trinkwasser genutzt. Der große Rest ist Brauchwasser. Trotzdem wird aber ein unbelastetes Trinkwasser von Verbraucher erwartet. Eine grundsätzliche Aufbereitung des Grundwassers ist nicht finanzierbar.

Immer mehr Verbraucher verwenden deshalb Mineralwasser vom Discounter und hoffen, dass dessen Qualität deutlich besser ist als ihr Trinkwasser. Das ist aber gemäß erneuten Überprüfungen leider nicht so. Trinkwasser ist noch das bessere Wasser.

PET-Flaschen geben über Weichmacher Biophenol A ins Wasser ab. Diesem Stoff wird eine hormonelle Wirkung nachgesagt. Es ist also angebracht, Mineralwasser in Glasflaschen zu kaufen. Dabei soll man auf stilles Wasser zurückgreifen. Dagegen kann es bei stillem Wasser in Kunststoffflaschen zur Verkeimung kommen.

Mineralwasser unterliegt zwar auch einer entsprechenden Mineralwasserverordnung, kann aber auch von der Qualität des Trinkwassers negativ abweichen. Die Verordnung lässt einen größeren Spielraum.
Dreizehn Prozent der Mineralwässer sind mit kritischen Mengen an Uran belastet. Darunter befinden sich auch bekannte Marken. Eine Liste mit den ermittelten Belastungen findet man unter www.zentrum-der-gesundheit.de unter dem Eintrag: Trinkwasser.

Die immer größer werdende Schadstoffbelastung des Grundwassers wird über kurz oder lang zu einem Politikum werden. Sauberes Trinkwasser wird es dann nur noch in sehr weit entfernten Gegenden der Erde geben, dort, wo zum Beispiel der saure Regen nicht hinkommt.

In unserer Region ist das Trinkwasser noch eine gute Alternative zum Mineralwasser.

Nach einigen Anläufen trinke ich kaltes Trinkwasser aus meiner Wasserleitung.

Es kostet zwar anfänglich Überwindung, wird aber schnell zur Gewohnheit. Es lässt sich auch leicht mit im Handel angebotenen Geräten zu Sprudel aufwerten. Die Schlepperei der Glasflaschen kann man sich schenken. Übrigens empfehlen auch Kinderärzte, dem Baby Trinkwasser aus der Leitung zu geben.

Zappen

Lebewesen verfügen über eine bestimmte Biostrahlung.
Dr. Clark hat herausgefunden, dass man Kleinstlebewesen mit elektrischem Strom in einem spezifischen Frequenzbereich abtöten oder stark schädigen kann. Danach kann sie der menschliche Körper ausscheiden. Der eingesetzte Zapper deckt mit einer festen Frequenz das gesamte Spektrum der Parasiten ab.

Der Mensch erleidet durch den Einsatz des Zappers keinen Schaden. Zum einen ist der Strom viel zu schwach und der Frequenzbereich zwischen 77 und 900 KHz, bei dem die Viren, Bakterien, Pilze und Parasiten abgetötet werden, für den Mensch in keiner Weise relevant. (Dr. Clark: „Heilung ist möglich“)
Das Zappen wird besonders empfohlen, wenn eine Erkältung oder Grippe im Anflug ist.

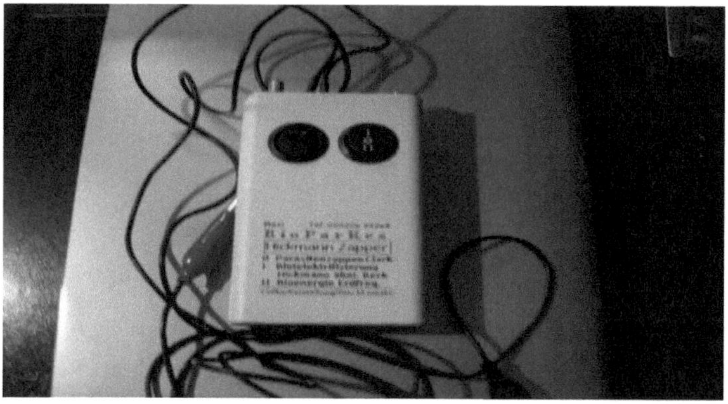

Beim Kauf eines Zappers wird eine Bedienungsanleitung mitgeliefert, die über das Parasitenzappen, Blutelektrifizieren und bioenergetisches Zielzappen aufklärt. Der Erwerb eines Zappers ist mit 200 € relativ kostenintensiv und sollte deshalb gut überlegt sein.

Zeolith

Zeolith wird als Meister der Entgiftung bezeichnet. Es ist eine Mischung aus Mineralerde und gemahlenen Vulkangestein.
Zeolith ist bei fast allen Krankheiten förderlich.
Ich habe es in meinem Fischteich zur Wasserentgiftung eingesetzt.

In erster Linie steht das Mineral für eine gesunde Verdauung. In www.zentrum-der-gesundheit.de werden viele Möglichkeiten der äußeren und inneren Anwendung aufgezeigt. Zeolith entgiftet mittels Adsorption und Ionenaustausch. Es hilft intensiv bei Bleivergiftungen, zum Beispiel in der Farbenindustrie früherer Jahre. Somit kann es auch dabei helfen, das von uns aufgenommene saure Trinkwasser zu entgiften.

Zeolith wirkt mit der Entgiftung gegen Krebs, verlangsamt das Krebswachstum, hemmt Metastasenbildung und aktiviert das Immunsystem. Gemeinsame Anwendung mit Maßnahmen der

Schulmedizin soll schnellere Ergebnisse kreieren. Ein intensives Studium zu den Wirkungen von Zeolith kann sich für die Heilung vieler Krankheiten lohnen.

Zimt

Zimt kennt fast jeder erwachsene Mensch als ein Gewürz mit einer besonderen Geruchs- und Geschmacksnote.
Es ist aber in erster Linie auch ein Naturheilmittel mit außergewöhnlichen Eigenschaften. So kann zum Beispiel Cassia-Zimt positiv auf verschiedene Krebsarten wirken. Prostatakrebskarzinome konnten mit reinem Cumarin schrittweise verkleinert werden. Cumarin ist eigentlich ein Stoff, der eher negative Wirkungen entwickelt, aber gegen Krebs wirksam sein soll. Ich habe täglich zweimal einen Teelöffel Zimt zu mir genommen, hatte aber leider keinen Nachweis, ob es sich um Cassia-Zimt handelte.

Meine erhöhten Blutzuckerwerte wollte ich gleichfalls mit der Einnahme senken. Zimt soll den Blutzucker um 18 bis 23 % senken. Es gelang mir aber nicht, dafür einen Nachweis zu erbringen. Ich habe mir aber vorgenommen, es jetzt nochmal zu prüfen, indem ich täglich zweimal ein Gramm einnehme. Die positive Wirkung soll wohl erst nach drei Wochen einsetzen. Es soll auch gleichzeitig ein schlechte Cholesterinwert sinken.

Zimt eignet sich auch zur Gewichtsreduzierung, erhöht die Gedächtnisleistung und hilft gegen Alzheimer. Nicht zuletzt soll Zimt als Fußpuder Pilzinfektionen bekämpfen und Schweißgeruch in Schuhen beseitigen. Mit Zimt kann man bei viele Therapien die positive Wirkung verstärken.

Zink

Zink ist sehr wichtig für das Immunsystem.

Ein Mangel kann folgende Symptome zeigen:

- niedrigen Testosteronspiegel, Prostataprobleme
- gesteigerte Infektionsanfälligkeit
- Depressionen, Reizbarkeit
- Herpes
- Haarausfall
- Nachtblindheit

Einige geeignete Zinkpräparate kann man in der Apotheke erwerben.

Zucchini

Wenn man Zucchini verarbeitet und isst, hat man den Eindruck, dass dieses Gemüse nur zu Magenfüllen geeignet sein kann. Es wirkt eher geschmacklos. Und doch beinhaltet Zucchini viele Vitamine und wenige Kalorien. Er ist also zum Zunehmen ungeeignet und ist zudem auch noch leicht verdaulich.

Zucchini enthält Vitamin A, Vitamin E, Kohlenhydrate, Eiweiß, Ballaststoffe, Natrium, Kalium und Kalzium. Mit Zucchini lassen sich unzählige Rezepte verwirklichen.

Für mich ist der Zucchini ein Gemüse, was fast täglich zu Mittag auf den Teller kommt. Man kann ihn roh, gekocht, gebraten und gegrillt verwerten.

Zucker

Zucker ist ein Energielieferant, aber mehr als unbedingt notwendig ist schädlich. Krebszellen sind gierig auf Zucker.
Man sollte beim Kauf von Lebensmitteln immer genau hinsehen,

wieviel Zucker zugesetzt wurde.

Bei Kindern und Jugendlichen bewirkt Zucker ein aggressives Verhalten, aber kaum jemand interessiert das. Über diesen Sachverhalt wird nicht informiert, aber Zucker in großen Mengen in alle möglichen Lebensmittel und Genusswaren verarbeitet. Allein in einem großen Glas Rotkohl ist Zucker von 25 Stück Würfeln enthalten.

Zucker kann ruhende Krebszellen aktivieren, die dann auch schnell Metastasen bilden können. Dies trifft insbesondere auf die Entwicklung von Brustkrebs zu. Zucker kann als ein Entzündungsinitiator maßgeblich an der Entstehung von Krebs beteiligt sein.

Auch das gespritzte Insulin der Diabetiker ist entzündungsfördernd und ist in der Lage, ruhende Krebszellen im Vorstufenstadium zu aktivieren.

Schon ein gemäßigter Zuckerkonsum wird von Experten kritisch eingestuft. Fruchtzucker ist die gefährlichste Form aller Zuckerarten.

Wer also Krebs vorbeugen will, meidet Industriezucker und Fertigprodukte, die damit gesüßt sind. Traubenzucker ist nicht, wie man vermutet, ein Produkt aus Weintrauben, sondern wird aus Maisstärke, Kartoffeln oder Weizen gewonnen.

Neben der Krebsförderung ist Zucker auch ein Problem über Stoffwechselkrankheiten wie Diabetes-2. Der entsteht hauptsächlich wegen falscher Ernährung und zu wenig Bewegung.
Damit ist auch klar, was wir in der Zukunft zu erwarten haben, wenn Kinder ausschließlich auf den Sofa liegend mit der IT-Technik spielen und sich nicht bewegen.

Obwohl ich mit 73 Kilo Gewicht eher schlank bin, habe ich etwas zu hohe Blutzuckerwerte. Mein Bewegungsumfang ist täglich umfangreicher als der meiner Gleichaltrigen. Durch sehr wenig Zuckeraufnahme bin ich bemüht, mich gerade noch außerhalb der Behandlungsnotwendigkeit zu bewegen. Augenblicklich hilft mir dabei eigentlich nur täglicher Sport.

Eine Kombination aus Zink und Chrom soll in der Lage sein, innerhalb von sechs Wochen den Blutzuckerspiegel um 50 % zu senken. Derzeit beschäftige ich mich damit, diese Aussage zu prüfen. Wenn dem so wäre, bleibt die Frage, warum es dann noch Diabetiker 2 gibt. Es sind also Zweifel angebracht. Mit dem viel beworbenen rezeptfreien Mittel Glycowohl versuche ich, den Blutzucker auf einen akzeptablen Wert zu stabilisieren, nach drei Wochen aber ohne Erfolg.

Suzy Cohen weist in ihrem Buch: „Diabetes heilen ohne Medikamente“, Kopp-Verlag, darauf hin, dass unter anderem Kuhmilch in der Lage ist, bei Kindern Diabetes-1 auszubilden. Die besseren Alternativen sind Mandel-, Reis-, Hanf- und Hafermilch. Sie führt weiterhin aus, dass man keine Sojamilch verwenden soll, da sie sich ein wenig wie Östrogen verhält und damit das Wachstum von östrogenabhängigen Krebstumoren wie in Brust und Prostata beschleunigt.
Eine gluten- und kaseinfreie Ernährung soll ganz erheblich dazu beitragen, sich von einer Insulinresistenz zu befreien. Damit sollte man sich also unbedingt beschäftigen.

Zwiebel

Der berühmte Arzt Paracelsius soll festgestellt haben, dass eine Zwiebel so viel wert ist wie eine ganze Apotheke. Ohne mir anzumaßen diesen verdienten Arzt zu kritisieren, halte ich aber diese Aussage für übertrieben. Die heutigen Apotheken dürften doch über deutlich mehr wirksame Medikamente verfügen, als es eine Zwiebel bewirken kann.

Zwiebeln sind über ihre Fruktane gegen Grippe wirksam.

Sie enthalten Vitamin C, B6, B7, Kalium und Schwefel. Das Vitamin B6 ist wichtig für den Aminosäurestoffwechsel und Vitamin B7 fördert das Wachstum von Blutzellen, Haut, Haaren und Nervengewebe.

Zwiebeln verdünnen das Blut und schützen vor Herzinfarkt.
Wer regelmäßig Zwiebeln isst, erkrankt seltener an Krebs. Die positive Wirkung der Zwiebel auf viele Krebsarten wurde in diversen Studien nachgewiesen.

Obwohl es noch nicht gelungen ist, den genauen Wirkmechanismus der Zwiebel bei der Senkung des Blutzuckerspiegels zu erforschen, soll es möglich sein, den Blutzuckerspiegel durch den Verzehr von rohen Zwiebeln um 30 bis 50 % zu senken.

Ich habe in meine Gemüsepfanne wochenlang zum Mittag immer eine ganze Zwiebel eingeschnitten. Meine Blutzuckerwerte sind an manchen Tagen deutlich über dem Normwert. Mit dieser täglichen Menge gelang es mir nicht, den Blutzuckerspiegel in die Nähe des oberen Sollwertes zu drücken. Die in der Literatur angegebene Prozentzahl konnte ich in keiner Weise bestätigen.

Würde die Aussage zur Blutzuckersenkung in der genannten Größenordnung zutreffen, hätten die vielen Diabetes-2-Patienten eigentlich leichtes Spiel. Deshalb scheint mir die vermutete Wirkung der Zwiebel auf den Blutzucker reichlich übertrieben. Vielleicht wollte auch nur ein Absolvent mit einer „Studie“ Aufmerksamkeit erzielen.

Es gibt noch viele andere Gemüsesorten, anderes Obst und diverse Nahrungsergänzungsmittel, die alle positiv auf die Gesundheit wirken können. Ich habe deshalb nur die von mir eingesetzten, krebshemmenden Lebens- und Nahrungsmittel hier mit den in der Literatur gefundenen Eigenschaften aufgeführt.

Für eine Vermeidung eines Prostatakrebses sind die aufgeführten Lebensmittel sicherlich geeignet. Diese Erkenntnis kommt aber erst dann, wenn der Krebs da ist.

Können Vitamine schädlich sein?

Seit einiger Zeit, so auch in einer Apotheken Umschau, wird auf Studien hingewiesen, in der die Schädlichkeit einiger Vitamine nachgewiesen worden sein sollen. Es wird gesagt, dass die freien Radikale die Krebszellen angreifen und hoch dosierte Antioxidantien das Krebswachstum fördern.

Es wird erklärt, dass Vitamingaben als Begleitung von Therapien kriminell sind. Vitaminpräparate sind bestenfalls nutzlos, können einen Krebspatienten sogar erheblich schaden.

Damit werden die bisherigen Annahmen auf den Kopf gestellt.
Es wird einige Zeit dauern, bis der Sachverhalt geklärt werden kann. Es wäre aber nicht das erste Mal, dass langjährig für gut gehaltene medizinische Maßnahmen, umgekehrt werden.

Man liest auch Berichte von Ärzten, die jegliche Nahrungsergänzungsmittel als schädlich, bestenfalls als nutzlos deklarieren. Meine Erfahrungen zeigen etwas anderes. Das trifft insbesondere auf Curcuma und Vitamin D3 zu. Damit bleibt immer ein Verdacht, dass diese Ärzte eine gewisse Nähe zur Pharmaindustrie pflegen. Naturprodukte wirken erst nach längerer Einnahme, manche wirken aber auch gar nicht.

Die Vollkornthese

In meiner Tageszeitung „Freie Presse“ fiel mir kürzlich ein Artikel mit dem Titel: „Die umstrittene Vollkorn-These“ auf.

Ein amerikanischer Mediziner (Kardiologe) mit Namen Steven Gundry sagt, dass beim Verzehr von Obst, Gemüse und Vollkornbrot Vorsicht geboten ist. Nun weiß ja fast jeder Bürger unseres Landes um die Vorzüge der genannten Lebensmittel für eine stabile Gesundheit, die keinesfalls zu meiden sind.

Er behauptet, dass Obst und Gemüse nicht ohne Risiko gegessen werden kann und wir anstelle von Müsli, lieber Weißbrot zum Frühstück verzehren sollten. Wir würden Krankheiten wie Übergewicht, Diabetes und Arthritis riskieren.

Mit dieser These hat Grundry in den USA einen Bestseller gelandet. Er hatte jahrelang Vollkorn-Müsli, Obst und Gemüse gegessen. Außerdem habe er 50 km in der Woche gejoggt. Bei ihm brachten alle seine Mühen um eine gesunde Lebensweise nichts. Er bekam Arthritis, Bluthochdruck und seine Zucker- und Cholesterinwerte stiegen. Er nahm auch deutlich zu.

Nach Recherchen in wissenschaftlichen Datenbanken kam er zu dem Schluss, dass er sich falsch ernährt hat. Er glaubte nun an seine eigene Vergiftung mit Lektinen durch das Vollkorn, Obst und Gemüse. Sie seien die größte Gefahrenquelle der westlichen Ernährung.

Er verzichtete ab sofort auf Auberginen, Bohnen, Erbsen, Gurken, Paprika, Zucchini, Soja und Tomaten. Stattdessen aß er Salate, Kohl von Brokkoli bis Wirsing, sowie Karotten, Knoblauch, Meerrettich, Pilze und Sellerie. Dieses Gemüse ist lektinfrei. Er verschmähte Erdnüsse, Mais, Gojibeeren, Melonen, Kartoffelprodukte, Vollkorn jeder Art, sowie Fleisch und Fisch, wenn sie aus Massentierhaltung stammten.

Nach einem Jahr habe er 35 Kilogramm abgespeckt, Seine Krankheiten waren verschwunden.

Er verarbeitete seine individuellen Erfahrungen in einem Ernährungskonzept mit vielfacher Anwendung an seinen Patienten. Der Erfolg war enorm. Die Lektinbefreiung wirkte auf viele Krankheiten sehr positiv wie Kopfweh, Verdauungsbeschwerden, chronische Müdigkeit, Asthma, Bluthochdruck, Übergewicht, Diabetes und andere Krankheiten des Stoffwechsels.

In Grundrys Konzept geht es um die Vermeidung von Lektinen. Diese zählen zu den Eiweißen mit starker Bindungsfreudigkeit. So verkleben sie sich gern mit Körperzellen, wobei einige davon besonders gern in Darmwände eindringen. Dadurch kann ein löchriger Darm entstehen, der Schadstoffe passieren lässt. Dazu gehören auch die Lektine, die dann ins Blut gelangen und allerlei Unheil anrichten.

Er führt eine ganze Reihe von möglichen negativen Wirkungen der Lektine auf. Die Vermeidung von lektinhaltigen Lebensmitteln ist nach seinen Ausführungen dringend geboten. Wenn man zum Beispiel Tomaten schält, Bohnen kocht und aus Paprika die Körner entfernt, lässt sich der Kreis der lektinfreien Lebensmittel erweitern. Da bleibt die Frage, wer wohl ungekochte Bohnen ist und aus Paprika die Körner nicht entfernt.

Der gesunde Menschenverstand sagt mir, dass an diesem Bericht nicht alles stimmen kann. Ich habe jahrelang wie Grundry gegessen, bin auch gejoggt, aber habe dabei ein relatives Idealgewicht gehalten. Wenn er 35 Kilogramm abgespeckt hat, müsste er ja mindestens 110 Kilogramm vorher gewogen haben. Da muss noch etwas anderes im Argen gelegen haben.

Die einigermaßen wissenschaftlich abgesicherte Mittelmeer-Diät beinhaltet als Schwerpunkt vegetarisches Gemüse, Vollkorn und Hülsenfrüchte, also genau das Gegenteil einer lektinfreien Kost.

Die Ernährungswissenschaftler erklären, dass noch keine schädlichen Effekte auf den Menschen durch Lektin enthaltene Nahrung beobachtet wurden. Andererseits will man die Lektine in Zukunft intensiver erforschen. Immerhin dient das Lektin den Pflanzen zur Abwehr von Fressfeinden. Die Gesundheit der Menschen wird sich wohl durch dieses Wissen über Lektin kaum verbessern lassen.

Das bekannteste Lektin ist das im Weizengebäck enthaltene Gluten. Wer eine Unverträglichkeit bei sich festgestellt hat, weiß wie problematisch dieser Stoff wirken kann.

Bis sich die Wissenschaftler einig sind, esse ich vorwiegend Mischbrot. Die Italiener und Franzosen verzehren im Wesentlichen Weißbrot. Von einer erhöhten Todesrate in diesen Ländern, hat man bislang noch nichts gehört. Somit bleibt eine ausgewogene Ernährung mit einer gesunden Lebensweise vorrangig.

Trotzdem sollte man vielleicht doch den lektinfreien Lebensmitteln größere Beachtung schenken. Zumindest kann man die „Vollkornsucht" der Menschen in unserem Land infrage stellen. Die Lebenserwartung der Franzosen liegt um ein Jahr höher als die der Deutschen, obwohl sie vorwiegend Weißbrot essen.

Sport

Neben der allgemeinen zunehmenden Fettleibigkeit der Menschen in den Wohlstandsgesellschaften, nimmt man Männer mit einem sogenannten Bierbauch, bereits unauffällig zur Kenntnis. Neben viel Bauchfett ist dafür auch ein Dickdarm, dem die Spannkraft verloren gegangen ist, zuständig. Dieser Darmabschnitt ist abgesackt und nun angefüllt mit trägen Abfallstoffen, die den Unterleib vorwölben. Dagegen muss man etwas tun.

Sport hilft dabei, auch im Alter fit zu bleiben. Nichts ist so schlimm, wie wenn man während des älter werden weitgehend bewegungsunfähig wird. Ich habe ein Leben lang Sport getrieben und mache heute mindestens fünfmal in der Woche einiges, um Rückenschmerzen und anderen Gelenkproblemen aus dem Weg zu gehen.

Wenn es das Wetter zulässt, laufe ich etwa 4 bis 5 km durch den nahen Wald. Das dauert etwa eine Stunde. Damit tut man einiges für das Immunsystem und fühlt sich danach richtig gut.
Bei schlechtem Wetter absolviere ich zu Hause folgende Übungen:

15 Liegestütze
40 Hantelhebungen vor der Brust (Hantel 7,5 Kg)
30 Expander ziehen (an der Tür eingehängt)
15 Hanteln seitlich in die Waagrechte heben

500 Meter auf dem Laufband gehen (4,5 km/h)

15 Liegestütze
15 Bauchhebungen
40 Hantelhebungen vor der Brust
30 Expander ziehen
15 Hanteln seitlich in die Waagrechte heben

500 Meter auf dem Laufband gehen

15 Liegestütze

40 Hantelhebungen vor der Brust
30 Expander ziehen
15 Hanteln seitlich in die Waagrechte heben

Der Zeitaufwand beträgt etwas mehr als eine halbe Stunde.
Mit diesen Übungen bleibt die Rücken- und Armmuskulatur auf einem hohen Niveau. Meine Treppe in das obere Stockwerk nutze ich so oft wie möglich, um die Beinmuskulatur nicht verkommen zu lassen.

Der aufgeführte Umfang klinkt viel, ist aber eine Sache der Gewohnheit. Man kann sich später nicht den Vorwurf machen, nichts für die eigene Gesundheit getan zu haben.

Mein täglicher Plan zum Einsatz der positiv wirkenden Lebensmittel:

1. 1 Tasse Basen-Tee
2. 4 EL Haferflocken, 3 EL Leinöl, 2 EL Leinsamen, Milch, 1EL Quark, 1 HV Wallnusskerne, 1 HV Goji- oder Aroniabeeren
3. 1 Kapsel Vitamin D3 800IE
4. 1 Glas Rote Bete, 1 Bio-Apfel, 1 kg Möhren entsaften und über den Tag trinken
5. 1 Kapsel Curcumin 2800
6. 1 Glas Tomatensaft trinken
7. Mediterranes Gericht mit Zucchini, Tomaten, Möhren, Pastinaken oder Paprika, Fenchel, alles mit Rapsöl, zwei Eier
8. Beilage: Brokkolie, Radieschen, Kohl, Spinat oder Senf
9. Kompott aus Bio-Naturjoghurt, Himbeeren, Erdbeeren, Gojibeeren, Brombeeren oder andere Beeren
10. 1 Kapsel Curcumin 2800
11. 1 Tasse Basen-Tee

12. Ständiges Trinken des Möhrensaftes
13. 1 Glas Tomatensaft
14. 1 HV Wallnusskerne
15. 1 Schnitte Vollkornbrot mit Frisch-Käse und Knoblauch
16. 1 Kapsel Vitamin D3 800IE
17. 2 Schnitten Vollkornbrot mit Käse, Leinöl, Butter
18. 1 Kapsel Curcumin 2800
19. Austrinken der Kanne mit Möhrensaft
20. 1 Kapsel Prostata Kraft Intenz
21. 1 Tasse Basen-Tee oder Weidenröschen-Tee

Diese Zusammenstellung habe ich für meine tägliche Ernährung über ein Jahr genutzt. Natürlich habe ich auch die gerade angebotenen Beeren verwendet und nach zwei Monaten auf Bio-Tomatensaft umgestellt. Diese Variante ist deutlich preiswerter. Den täglichen Konsum habe ich auf zwei Gläser reduziert.

Das wichtigste ist, dass man glaubt, etwas Positives gegen die Erkrankung zu tun. Auch das stärkt das Immunsystem.

Meine Lebensgefährtin plagte sich zweimal hintereinander mit einer schlimmen Grippe herum, während ich nichts dergleichen hatte. Das hielt ich für den Nachweis, dass mein Immunsystem intakt war.

Nicht zuletzt ist viel Bewegung bei einer Krebserkrankung hilfreich. Ich habe jeden Weg, vor allem die Treppe hoch, als Training aufgefasst. Damit macht man alles mit Lust.

Andererseits begegnet mir häufig das Argument, dass eine Schildkröte sich kaum bewegt, aber im Gegensatz zu uns Menschen, 150 Jahre alt werden kann.
Ich gehe davon aus, dass Biologen in der Lage sind, die lange Lebensdauer dieser Tiere, trotz ihres Phlegmas, zu begründen.

Die medizinische Therapie

Als ich mich mit den Wirkungen der Hormonentzugstherapie weitgehend abgefunden hatte, überraschte mich mein Urologe nach einiger Zeit mit der Frage: „Wie wollen wir weiter machen?"

Bis dahin dachte ich, dass es bei der Hormonentzugstherapie bleibt, obwohl ich gelesen hatte, dass sie nicht dauerhaft hilft. Diese Frage hat mich wieder auf den Boden und mich eigentlich mehr zum Nachdenken gebracht, als die Diagnose Krebs.

Deshalb habe ich mir für die Auswahl der weiteren Therapie eine Bedenkzeit erbeten. Mein Arzt versuchte auch nicht, mir eine Therapie aufzudrängen, weil er gegebenenfalls davon profitieren könnte.

Im nahegelegenen Krankenhaus werden Maßnahmen wie die komplette Entfernung der Prostata und Bestrahlungsbehandlungen praktiziert. Das sind alles Therapien mit einem zum Teil erheblichen Nachsorgeumfang. Sie sind aber vielfach erprobt und damit Bestandteil der betreffenden Leitlinien. Solche Operationen sind in vielen Kliniken Alltag und die Chirurgen verfügen dadurch über einen großen Fundus an Erfahrungen.

Komplette Entfernung der Prostata

Als besonders sicher wird eine Komplettentfernung der Prostata gesehen, aber selbst da kann es zu einem Rezidiv kommen. In der Apotheker-Zeitung hatte ich gelesen, dass die Totalentfernung der Prostata bereits mit Hilfe von OP-Robotern durchgeführt werden kann. Dabei erfolgt natürlich die Steuerung des Joysticks durch einen erfahrenen Chirurgen.

Trotzdem ist es schon erstaunlich, wie weit man sich in den letzten Jahren bei dieser Problematik vorgewagt hat. Ich stelle mir das Annähen des Harnleiters an die Blase nach der Entfernung der Prostata kompliziert vor. In der Praxis scheint das aber kein großes Problem zu sein.

Bei der relativ hohen Anzahl von Prostatakrebserkrankungen pro Jahr, scheint sich die Entwicklung der Gerätetechnik für solche Operationen auch für die Hersteller zu lohnen. So kann man damit rechnen, dass der erreichte Entwicklungsstand zügig weiter komplettiert werden wird.

Der PSA-Wert tendiert nach der Operation gegen Null.

Ich habe gehört, dass man die Nerven und Gefäße schonende vollständige Entfernung der Prostata und der Samenblasen mittels Knopfloch-Operation (nEERPE) als die erfolgsversprechende Prostataoperation bezeichnet. Da spielt natürlich die Größe des Befundes eine entscheidende Rolle. Wenn zum Beispiel nach einer Biopsie mehr als sechs Stanzen krebsbehaftet sind, wird man in der Regel diese Operation anderen vorziehen.

Nach dem Eingriff erfolgt eine mehrwöchige Kur. Da man auf Menschen mit den gleichen Problemen trifft, ergibt sich schon daraus ein Nutzen. Wer die angesagten Übungen aktiv mitmacht, kann von der Kur am meisten profitieren.

Ich kenne einige Männer, die diese Operation hinter sich gebracht haben und heute ziemlich problemlos den Alltag bewältigen.
Bei ihrer Biopsie wurden sieben Stanzen von zwölf mit Krebszellen gefunden. Damit lag eine Totalentfernung nahe. Einige wenige Patienten leiden aber auch dauerhaft an Inkontinenz, was natürlich, bei aller Gewöhnung, sehr lästig ist.

Ein guter Bekannter von mir hatte in den Folgejahren des Eingriffes einige Komplikationen zu überstehen. So musste ein Schaden am Harnleiter beseitigt werden. Außerdem wurde eine Niere mit Krebs befallen, die dann entfernt werden musste. Der Leidensweg setzte sich dann an anderen Organen fort. Dann bleiben nur noch Chemotherapien.

Bei einem Rezidiv nach einer Totalentfernung sind die weiteren Therapiemöglichkeiten ziemlich eingeschränkt. Man wird mit einer Strahlenbehandlung beginnen und schrittweise prüfen, ob sich Erfolge einstellen. Die Chemo-Therapie kommt sicher zuletzt zum Einsatz.

Verläuft die Totalentfernung in allen Punkten positiv, ist auch das leidige Problem der gutartig vergrößerten Prostata gelöst und die Blase steht mit dem vollen Volumen wieder zur Verfügung. Das halte ich für einen überlegenswerten Aspekt bei der Wahl der Therapie.

Die Sexualfunktionen sind nach einer Totalentfernung der Prostata in der Regel nicht mehr gegeben.

Bestrahlung

Eine Bestrahlung der Prostata ist heute in exakt definierten Bereichen möglich. Die verwendete Strahlendosis wird pro Behandlungstag so gewählt, dass eine Erholung bis zum nächsten Tag erfolgt kann. Diese Therapie dauert neun Wochen und erfolgt an allen sieben Tagen der Woche.

Zum Schutz des Darmes wird ein Gel zwischen Darm und Prostata eingebracht.

Bei dem bei mir vorliegenden Befund, bei dem man erst einmal davon ausgehen konnte, dass der Krebs noch auf die Prostata beschränkt ist und keine Metastasen gebildet hat, wollte ich mich nicht sofort auf eine Bestrahlungsbehandlung einlassen. Man kann auch davon ausgehen, dass eine gewisse Beeinträchtigung des umliegenden Gewebes erfolgen wird.

Nach einer Bestrahlung ist in der Regel keine Operation mehr möglich.

Brachytherapie

Die Brachytherapie ist eine interne Bestrahlung. Dabei erfolgt ein Einsetzen von schwach radioaktiven Teilchen in die Prostata. Die geringe Reichweite der Strahlung schont das gesunde Gewebe.
Nach einiger Zeit nimmt die Strahlung ab, aber die Teilchen bleiben problemlos in der Prostata. Diese Therapie erfolgt während einer kurzen stationären Verweildauer des Patienten im Krankenhaus. Nach Verlassen der Klinik kann der Behandelte sofort wieder seiner Tätigkeit nachgehen.

Das Einbringen der Nanoteilchen erfolgt über eine Implantationsnadel.

Die Brachytherapie soll genauso effektiv sein wie eine radikale Prostatektomie. Und das ohne wesentliche Nebenwirkungen.

Andere Operationen, die von der betreffenden Leitlinie gestützt werden, sind im Wesentlichen Abwandlungen mit weniger Nachwirkungen und besserer Heilungsaussichten der genannten Therapien.

HIFU - Therapie

Sucht man im Internet nach den neuesten, schonenden Behandlungsmöglichkeiten, stößt man zuerst auf eine Therapie mit hochintensiv-fokussierten Ultraschall (HIFU).

Dabei wird eine Ultraschallsonde über dem Enddarm ziemlich genau vor der Prostata platziert. Der Schallkopf sendet einen konzentrierten, energiegeladenen Ultraschall aus. Damit kommt es durch Erhitzen des Gewebes auf 90 – 100 Grad Celsius über maximal drei Sekunden zum Absterben der Tumorzellen.

Weitere Aktivitäten sind nicht notwendig. Der gesetzte Katheter kann nach zehn Tagen entfernt werden. Eine Inkontinenz ist beinahe ausgeschlossen. Je nach Lage des Tumors ist eine Erhaltung der Potenznerven möglich. Nachkontrollen sind natürlich auch bei dieser Therapie notwendig.

Die HIFU (High Intensity Focused Ultrasound) eignet sich nicht für eventuell verkalktes Prostatagewebe. Diese Therapie ist für lokale Krebsherde ohne Metastasenbildung, Tumorstadium T1 bis T2 und Prostatagrößen unter 35 Gramm, geeignet.

Die HIFU-Therapie wird auch zur Behandlung anderer Tumore und Myome genutzt.

Andere Therapien

Unsere Lokalzeitung veröffentlichte kürzlich einen Artikel über eine neue Methode Dresdner Mediziner zur Operation eines Prostatakarzinoms. Zu meiner Verwunderung wurde die neue Methode als „Meilenstein der Urologie“ dargestellt, gleichzeitig würde damit die Lücke zwischen radikaler Behandlung der Prostata und der aktiven Beobachtung geschlossen.

Entweder hat die Autorin des Artikels die Mediziner falsch verstanden oder man hat sich nicht über die Entwicklung ähnlicher

Therapien kundig gemacht. Diese Therapie ist keinesfalls so bahnbrechend wie im Zeitungsbericht dargestellt, aber sie ist neu und sehr interessant.

Unter Nutzung des Wirkstoffes Padeliporfin, der auf Strahlen reagiert, könne nun der Krebs gezielt lokal behandelt werden. Bei der Operation werden Laserfasern in der vom Tumor befallenen Region eingebracht. Mit ihrer Hilfe aktivieren die Ärzte das Medikament, wodurch es örtlich zur Gefäßzerstörung und verminderter Blutzufuhr kommt. Das Krebsgewebe stirbt ab.

Die Therapie wurde am israelischen Weizmann-Institut entwickelt und deren Wirksamkeit in einer großen Studie bestätigt. Trotzdem sind weitere Studien notwendig, ehe dieses Verfahren Bestandteil der betreffenden Leitlinie wird. Interessant und patientenfreundlich wäre eine solche Behandlung in jedem Fall.

Irreversible Elektroporotion (IRE)

Bei meinen Recherchen stieß ich auf die im Fernsehen mehrmals propagierte Therapie der Irreversiblen Elektroporotion (IRE) oder Nano-Knife. Diese Therapie scheint mir in ihrer Entwicklung etwas weiter zu sein, als die unmittelbar vorgenannte und für die Beseitigung eines lokal begrenzten Krebsherdes in der Prostata bestens geeignet. Von der technischen Ausrüstung her, scheint es eine Weiterentwicklung der Brachytherapie zu sein.

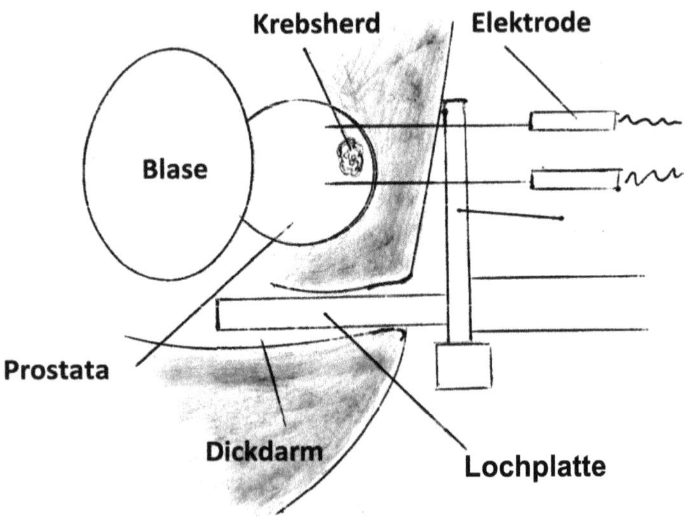

Schematische Darstellung der IRE - Therapie

Dabei lässt man mit über den Damm um den Krebsherd eingeführten Elektroden mit 1500 Volt die Krebszellen in dem befallenden Bereich platzen. Die abgetöteten Zellen werden im Laufe der Zeit vom eigenen Körper rückstandsfrei beseitigt. Die Kontrolle während der Therapie erfolgt über eine in den After eingeführte Ultraschallsonde und einem MRT oder CT.
Die Operation dauert etwa 30 Minuten, der eingeführte Katheder verbleibt zehn Tage in der Harnröhre. Man hält sich drei Tage im Krankenhaus auf und lässt später den Katheder vom Hausarzt oder Urologen entfernen.

Ein gewisser Nachteil dieser Therapie ist, dass die Prostata fast in voller Größe erhalten bleibt, wenn man von der kleinen vernichteten Substanz des Krebsherdes absieht. Das Wachstum der Prostata setzt sich nach dem Eingriff leider weiter fort. Für eine nicht wachsende Prostata scheint es die effektivste Therapie zu sein. Das übrige Gewebe verfügt in der Regel über den altersbedingten PSA – Wert.

Im Fernsehen propagieren insbesondere Privatkliniken, sogenannte Prostata-Center, diese Methode, die in Heidelberg bzw. in Offenbach ansässig sind. Auf Grund der regelmäßigen Durchführung der IRE in diesen Kliniken, kann man davon ausgehen, dass man dort diese neuartige Therapie am besten beherrscht. Außerdem ist ein besserer persönlicher Service gegenüber großen Kliniken gegeben. Wer es sich also leisten kann oder privat versichert ist, sollte sich in einer dieser Kliniken behandeln lassen.

Vorsichtshalber habe ich mir einen Kostenvoranschlag schicken lassen, um erst einmal eine Vorstellung über den finanziellen Umfang einer solchen Operation zu erhalten.

Mir war klar, dass die IRE-Therapie noch in den Kinderschuhen steckte und somit nicht Bestandteil der vorgegeben Leitlinie ist. Damit war die Kostenübernahme durch meine gesetzliche Krankenkasse nur durch eine Entscheidung des guten Willens denkbar.

Ich musste mich also bemühen, auch eine Klinik im öffentlichen Bereich zu finden, die die IRE-Therapie anbietet. Der Kostenumfang dürfte in Privatkliniken um einiges höher sein und damit für die gesetzlichen Krankenkassen ein zusätzliches Problem darstellen.

Im Internet fand ich dazu das Universitätsklinikum Regensburg und die Charite Berlin. Eine Anfrage in der Charite brachte, außer erheblicher Kosten für einen Professor für das Anschauen meiner Befunde, keine vertrauensweckenden Aspekte für die Durchführung einer IRE. Dort hatte ich den Eindruck, dass der Erfahrungsumfang mit dieser Methode noch geringer ist als anderswo.

Vom Universitätsklinikum Regensburg erhielt ich von einer kompetenten Mitarbeiterin alle notwendigen Auskünfte. Nach Einsicht in meine Unterlagen wurde mir mitgeteilt, dass eine IRE in meinem Fall möglich sei und in Regensburg durchgeführt werden kann.

Das Regensburger Universitätsklinikum ist ein ziemlich großer Komplex mit Wegen von einem Ende zum anderen von knapp einem Kilometer. Ein Patientenfahrdienst sorgt für eine angenehme Fortbewegung innerhalb der Klinik. Diese Klinik scheint sich auf die Behandlung von Lebererkrankungen einen Namen gemacht zu haben. Wenn ich es richtig weiß, wird die IRE dort schon länger auch bei Leberkrebs angewandt.

Die Anfahrt von etwa 260 km ist recht angenehm, weil die Klinik beinahe direkt neben der Autobahn errichtet wurde. Diese Tatsache ist besonders bei den nach der IRE anberaumten Nachkontrollen ein wichtiger Zeitfaktor.

Bei meiner Anfrage hatte ich mich doch tatsächlich so weit aus dem Fenster gelehnt, dass ich zwar die Möglichkeit der Durchführung einer IRE-Therapie ermitteln wollte, aber eigentlich der Meinung war, dass der Krebs durch meinen Einsatz der geschilderten Maßnahmen und Naturmittel, beseitigt sein dürfte. Diese Erwartung gründete ich insbesondere auf Veröffentlichungen zur Wirkung von Curcumin in hohen Dosen.

Wie sich kurze Zeit später herausstellte, war der Krebsherd noch vorhanden, also hatte mein Aufwand hinsichtlich einer Heilung mit Substanzen aus der Natur in meinem Fall nichts gebracht. Ich konnte meine Enttäuschung nicht ganz verbergen, obwohl ich es eigentlich besser wusste.

Damit war klar, dass es für Prostatakrebs nur besonders glückliche Umstände sein können, die eine Heilung mit Naturmitteln ermöglichen. Die in der Literatur veröffentlichen Fälle einer solchen Heilung lassen sich leider kaum nachprüfen.

Die Klinik bat mich zu klären, ob meine Krankenkasse die Kosten für die Behandlung übernimmt. Nun hatte ich ja den Kostenvoranschlag einer Privatklinik. Den reichte ich bei meiner Krankenkasse mit einem entsprechenden Anschreiben mit der Bitte zur Übernahme der Behandlungskosten ein. Wie zu erwarten war, lehnte die Kasse meinen Antrag ab, da die IRE nicht Bestandteil der Leitlinie ist.

Eine Mitarbeiterin meiner Krankenkasse teilte mir mit, dass ich mich mit einem Verantwortlichen der Kasse zu einer Lösung des Problems beraten kann.
Von diesem Angebot habe ich selbstverständlich Gebrauch gemacht und unter bestimmten einzuhaltenden Festlegungen die Zusage für eine Kostenübernahme erhalten.

Damit war ein wichtiger Punkt der angestrebten klinischen Behandlung erledigt. In der Praxis wird mit der Bezeichnung Prostataaplasie der Begriff der IRE umgangen und so die Finanzierung durch die Krankenkassen gewährleistet.

Der verantwortliche Arzt vom Uniklinikum Regensburg wollte eine IRE-Therapie nur dann durchführen, wenn geklärt ist, dass der Krebs auf die Prostata begrenzt ist.

Die Kontrolle dazu erfolgte mit einem Ga-68-PSMA PET/CT.
Die Abkürzung PSMA gilt für Prostata-Spezifisches-Membran-Antigen und ist ein Erkennungsmerkmal auf der Oberfläche der Prostatakarzinomzellen. Dieses Verfahren ist erheblich genauer

gegenüber der verbreiteten Cholin-PET/CT. Insbesondere bringt der Einsatz des PSMA-PET bei der Lokalisierung von Metastasen oder Rezidiven nach einer OP die derzeit optimalsten Ergebnisse.

Es werden Substanzen genutzt, die an PSMA binden und mit dem schwach radioaktiven Ga 68 markiert, entsteht eine Bindung nach dem Schlüssel-Schloss-Prinzip, das zu einer Anreicherung der Radioaktivität im Tumorgewebe führt.. Diese Methode scheint sich besonders zu eignen, wenn nach einer OP der PSA-Wert ansteigt und die Ursache gefunden werden muss.

Leider ist dieses Verfahren ebenfalls nicht Bestandteil der anzuwendenden Leitlinie. Meine Urologie konnte mir deshalb keine Überweisung für diese Maßnahme aushändigen. Zum Glück gelang mir es trotzdem, die notwendige Unterlage zu bekommen. Letztlich genügt eine Überweisung in die Radiologie.

Die Untersuchung mit dieser atomaren Substanz, ergab das von mir gewünschte Ergebnis, jedoch mit der Einschränkung, dass sich der bewertende Arzt nicht ganz sicher war, ob im an der Prostata angrenzende Lymphknoten sich noch eine Krebszelle befindet.

Ein Arzt erklärte mir, dass man bei einer OP mit der kompletten Entfernung der Prostata den betreffenden Lymphknoten mit entnehmen könnte, prima! Dann hätte ich natürlich in meinem Zwickauer Krankenhaus bleiben können.

Ich blieb aber bei der Entscheidung für eine IRE-Therapie.

Für Anfang Oktober 2016, also knapp ein Jahr nach der Diagnose Krebs, wurde ein OP-Termin vereinbart. Mit der Aufnahme in das Klinikum erfolgten die üblichen Untersuchungen. Ein Arzt erläuterte mir noch mal den Ablauf einer IRE mit allen negativ auftretenden Möglichkeiten.

Auf der ersten Seite der Patientenaufklärung wird man in fett gedruckter Schrift darauf hingewiesen, dass die IRE keine Standardmethode zur Behandlung eines Prostatakarzinoms darstellt. Es wird erläutert, dass die IRE ein neuartiges, minimal-invasives Verfahren zur Gewebeablation mittels sehr starker, sehr kurzer sowie örtlich begrenzter elektrischer Felder im Tumorgewebe ist. Gegenüber der thermischen Therapieform (HIFU) wird bei der IRE-Behandlung die extrazelluläre Matrix geschont.

Die zerstörten Zellen bilden sich entlang der Matrix erneut aus. Es werden keine Nerven zerstört. Durch die erhaltene Durchblutung des Behandlungsfeldes werden die zerstörten Tumorzellen relativ zügig entsorgt.

Eine Entzündungsreaktion bleibt in der Regel aus. Eine komplette Ausheilung des behandelten Areals dauert etwa 14 Tage. Dann wird nochmals darauf hingewiesen, dass es sich bei der IRE um ein experimentelles Verfahren handelt, für das es noch keine nennenswerten Patientenstudien gibt. Die medizinische Anwendung ist trotzdem zugelassen.

Behandelt sollen nur solche Patienten werden, die eine herkömmliche Therapieform ablehnen. Eher empfohlen wird die IRE für Prostatakarzinomrezidive (erneuter Krebs nach OP) und kleine fokale Prostatakarzinome.

Wer blutgerinnungshemmende Medikamente einnimmt, sollte diese vor der IRE absetzen. Bei Diabetikern kann das Kontrastmittel Nebenwirkungen auslösen, d.h. auch da muss man klären, wie im Vorfeld der IRE mit dem Antidiabetika zu verfahren ist.

Einen Tag vor dem Eingriff werden eine Reihe von Maßnahmen wie Röntgen der Lunge, EKG und diverse Bluttests durchgeführt.

Vor der IRE wird ein Blasenkatheter eingeführt, der einige Tage in der Harnröhre verbleibt. Außerdem wird ein Antibiotika verabreicht, um Bakterien im Griff zu behalten.

Am Ende der Patientenaufklärung wird auf mögliche Komplikationen hingewiesen:

- Vorübergehende Inkontinenz oder Impotenz
- Es sind durch die Elektroden Blutgefäßverletzungen möglich
- In seltenen Fällen können benachbarte Organe verletzt werden
- Verletzung von Nerven mit Impotenz u.ä. Symptomen
- Bildung von Blutgerinnseln, die in die Lunge verschleppt werden und zum Tode führen können
- Es kann nicht die komplette Tumormasse zerstört werden
- Extrem selten kann es im Punktionskanal zur Verschleppung von Krebszellen kommen
- Durch die eingesetzten elektrischen Impulse kann es zu Herzrhythmusstörungen kommen, die schlimmstenfalls Kammerflimmern auslösen und ggf. zum Tode führen können.

Auch wenn man davon ausgehen kann, dass sich die Klinik zu eventuellen Rechtsfragen absichern muss, ist schon ein gewisses Gottvertrauen notwendig, um sich für diese Therapie zu entscheiden. Die aufgezeigten oder auch andere Komplikationen können natürlich bei jeder anderen Operation ebenfalls auftreten.

Ich unterzeichnete die vielseitige Patientenaufklärung, die das Engagement der Klinik rechtlich schadlos stellt.
Am nächsten Tag bat mich ein Strahlenspezialist, eine halbe Stunde vor dem OP-Termin, noch mal um ein Gespräch.

Er hatte alle meine Unterlagen auf dem Tisch und war bemüht, mir eine millimetergenaue Bestrahlungsbehandlung schmackhaft zu machen. Die IRE sei noch kein mit Studien belegtes Verfahren und deshalb noch nicht vollständig ausgereift. Alles, was er erläuterte war richtig, überzeugte mich aber nicht.

Eine Bestrahlung bleibt nicht ganz ohne Nebenwirkungen, selbst wenn man heute schon einige Vorkehrungen zur Vermeidung von Darmverletzungen getroffen hat. Der Vorteil der IRE ist, dass man diese Therapie jederzeit wiederholen kann.

Als ich mit meinem Bett vor dem OP-Raum stand, kam der behandelnde Arzt in Zivil vorbei und meinte, er ziehe sich noch schnell was drüber und dann ginge es los. So lief es dann auch.

Damit war auch klar, dass man in Regensburg die IRE nicht rund um die Uhr praktiziert, sondern vermutlich eher auf Patientenwunsch in geringerem Umfang neben den anderen Therapien durchführt. Wie ich gehört habe, wird in dieser Klinik die IRE für andere Krebsarten schon länger genutzt.

Alle Mitarbeiter des Universitätsklinikums in Regensburg begegneten mir sehr freundlich und kompetent. Deshalb war mein Vertrauen ziemlich groß. Zweifel am Erfolg der Behandlung kamen zu keinem Zeitpunkt auf.

Die Operation erfolgt unter Vollnarkose, so dass man vom Ablauf nichts wahrnimmt.

Bei der IRE – Therapie werden kurze Spannungsimpulse genutzt, um Krebszellen effektiv zu zerstören. Die unterschiedlich starken und nur wenige Mikrosekunden langen Impulse öffnen im Krebsherd die Poren der Zellen, was zu deren Absterben führt.

Der Unterschied zur HIFU-Therapie ist, dass die Ströme sehr kurz sind und es dadurch zu keiner Hitzeentwicklung kommt. Das gesunde Gewebe wächst problemlos nach und alle gesunden Areale der Prostata werden im höchsten Maße geschont.

Die abgestorbenen Krebszellen werden im Rahmen des natürlichen Wachstums durch gesunde Zellen ersetzt.

Wenn über ein MRT die genaue Lage des Tumors bekannt ist, werden nadelähnliche Sonden um den erkrankten Bereich der Prostata platziert. Zwischen den Sonden wird das elektrische Feld aufgebaut.

Wenn man bedenkt, dass die Prostata die Größe einer Kastanie hat, wird klar, dass die Positionierung der Sonden absolut exakt erfolgen muss. Dazu dient ein mit dem Behandlungstisch verbundenes Template, eine Schablone, die eine hochpräzise Positionierung der IRE-Nadeln ermöglicht.

Die Anzahl der Sonden richtet sich nach Größe und Lage des Tumors. In der Regel sind zwei bis sechs Nadeln notwendig. Bei der Nadelanzahl muss man sich immer vor Augen halte, wie klein die Prostata ist.

Sind alle erforderlichen Sonden um den Tumor platziert, werden Hochspannungsimpulse von 70 Mikrosekunden Länge ausgelöst, die sich alle 100 bis 1000 Millisekunden wiederholen. Dabei werden kurzzeitig Ströme von etwa 50 Ampere wirksam. Die Spannungsimpulse bewirken so genannte Nanoporen, die zum Absterben der Zellen führen.

Die IRE eignet sich wohl auch, um die ganze Prostata zu entfernen. Diese Therapie scheint mir am besten geeignet, wenn die Prostata nicht oder nur wenig gutartig wächst.

Einige Patienten verspüren nach der Behandlung einen flüchtigen Muskelkater, weil die Stromimpulse die Bein- und Beckenmuskeln aktiviert haben.

Als ich im Aufwachraum zu mir kam, standen mindestens fünf Leute an meinem Bett, um mir mitzuteilen, dass ich den Katheter selbst entfernt habe. Wenn ich daran denke, friert es mich heute noch. Der ist ja gegen ein Herausziehen durch einen kleinen Ballon gesichert. Man verpasste mir einen neuen und ich kam zurück auf mein Zimmer. Ich bemerkte keine von den angesagten Nachwirkungen nach der IRE.

Ich war in einem Zweibettzimmer untergebracht. Mein einmal wechselnder Zimmergenosse war immer ein Bayer. Damit war die Verständigung nur mit diversen Rückfragen machbar, denn er verstand mich kaum und ich hatte ebenfalls große Mühe. Doch nach einiger Zeit hatten wir uns sprachlich so weit angenähert, dass die Verständigung recht gut klappte.

Die leibliche Versorgung war sehr gut und das Essen war zu allen Zeiten reichlich. Die freundliche Frau, die das Essen austeilte, war überrascht, als ich ihr zehn Euro in die Hand drückte. Das habe sie noch nie erlebt. Ich erklärte ihr, wie wichtig ihre Funktion für eine zügige Genesung eines Kranken sein kann.

Da ich keine Komplikationen hatte, konnte ich das Klinikum noch vor dem Wochenende wieder verlassen.

Dabei musste ich mit dem noch in meiner Harnröhre verbliebenen Katheter mit Ablaufschlauch und Auffangbehälter unauffällig zu meinem abgestellten Auto kommen. Der Patientenfahrdienst war berechtigt, Patienten bis zur Bushaltestelle zu fahren. Von dieser Möglichkeit machte ich gebrauch und kam mit einem geringen Obolus bis zu meinem PKW.

In meinem Heimatort angekommen, benötigte ich noch etwas zu essen. Mit Lichthupe machte ich die Bäckerin vom Parkplatz aus auf mich aufmerksam. Als sie vor die Tür kam, bat ich sie um diverse Brötchen und Brot und machte ihr deutlich, dass ich nicht aussteigen kann. Sie sah das leider erst mal anders und lehnte eine Bedienung auf dem Parkplatz ab.

In meiner Not gelang es mir, sie auf meinen Katheter aufmerksam zu machen, das stimmte sie um. Nun hatte ich am Wochenende einen ausreichenden Nahrungsvorrat.

Nach neun Tagen ließ ich vom Hausarzt den Katheter entfernen, weil mein Urologe gerade Urlaub hatte. Ohne Antibiotika ging es auch diesmal nicht.
Nach so einer langen Zeit mit Katheter, ist danach über einen längeren Zeitraum das Wasserlassen in alter Stärke garantiert.

Eine häufige Nebenwirkung der IRE ist die retrograde Ejakulation. Dabei wird die Samenflüssigkeit rückwärts in die Harnblase ausgestoßen. Es entsteht ein sogenannter trockener Orgasmus. Das ist nicht so erfrischend wie bei der eigentlichen Normalität dieses Vorganges. Damit kann man aber leben.

Nachkontrollen

Die erste Nachkontrolle war sechs Wochen nach der OP anberaumt. Es ist bei diesen Kontrollen immer eine Sonographie und ein MRT, jeweils mit Kontrastmittel, vorgesehen.

Ich bin stets deutlich früher angereist wie bestellt, um die Sonographie noch vor dem MRT abzuwickeln.

Wenn das Kontrastmittel gespritzt wird, kann der Ultraschall- Arzt sehr gut die Durchblutung der Prostata verfolgen. Damit erhält man einen ersten Hinweis durch eine vollständige Durchblutung der Prostata, ob der gesamte Krebsherd liquidiert werden konnte. Als Patient kann man alle Aktivitäten des Arztes mitverfolgen.

Noch genauer ist die Kontrolle über das MRT mit Kontrastmittel. Man muss vorher unterschreiben. Damit dokumentiert man, mit diesem Mittel einverstanden zu sein. Wie soll man auch eine Ablehnung begründen.

Nun wurde in letzter Zeit festgestellt, dass es vorkommen kann, dass sich Teile des Kontrastmittels im Gehirn des Patienten ablagern können. Mir wurde in den letzten drei Jahren etwa fünfzehnmal verschiedenes Kontrastmittel gespritzt.
Wie sich so eine Ablagerung auf längere Zeit auswirkt, weiß natürlich niemand.
Man hofft, keiner der Betroffenen zu sein.

Im Ergebnis der ersten Nachkontrolle wurde festgestellt, dass keine Tumorreste vorhanden sind und somit die IRE erfolgreich war. Weitere Nachkontrollen erfolgten aller drei Monate.

Im gleichen Rhythmus wurde ich auch bei meinem Urologe vorstellig. Neben der allgemeinen urologischen Untersuchung bekam ich jeweils eine Spritze zum weiteren Testosteronentzug.
Die nachfolgenden Kontrolluntersuchungen zeigten jeweils keine Tumorreste.

Nach 21 Monaten bat ich um Absetzen der Hormonentzugsspritze. In relativ kurzer Zeit danach war der Testosteronspiegel wieder hergestellt. Das lässt sich insbesondere durch die schnell zunehmende Kraftentwicklung spüren. Die Hoden waren wieder gut gefüllt. Alle Sexualfunktionen standen wieder zur Verfügung.

Zu den jeweiligen Nachkontrollen in Regensburg ist ein Fragebogen zur Erfassung von Aspekten der Lebensqualität von Patienten mit Prostatakrebs nach einer IRE-Therapie abzugeben.

Es werden 13 Fragen gestellt, die wahrheitsgenau zu beantworten sind. Das beginnt mit der Frage wie oft man in den letzten vier Wochen Urin verloren hat und endet mit damit, welche Dinge in den letzten vier Wochen Probleme bereitet haben, wie zum Beispiel Hitzewallungen, Mangel an Energie, vergrößerte Brüste, Niedergeschlagenheit und Veränderung des Körpergewichts.

Da sich mein Gewicht oft täglich um ein halbes Kilo ändert, gehe ich davon aus, dass die Frage zum Gewichtsverluste ein größeres Ausmaß betrifft.

Der Fragebogen kann anonym bleiben, wenn man die persönlichen Daten nicht ausfüllt. Das bleibt dem Patienten überlassen. Vermutlich sind die Fragen Bestandteil einer Studie, um die IRE eines Tages in die entsprechende Leitlinie aufnehmen zu können.

Zur fünften Nachkontrolle erteilte mir der Sonografie-Professor ein – sehr gut -. Ich ging davon aus, dass er die vollständige Durchblutung der Prostata damit beurteilt hat.

Einen Monat nach der Einstellung der Hormontherapie wurde mein PSA-Wert noch mit 0,196 ug/l gemessen, aber nach einen halben Jahr war er wieder auf 3,27 ug/l gestiegen. Da erschrickt man erst einmal.

Erfahrungsberichte anderer Betroffener zeigen, dass es bei der IRE-Therapie, mit dem fast kompletten Erhalt der Prostata, wieder zu dem altersentsprechenden PSA-Wert kommt.

Wenn bei den weiteren Nachkontrollen kein Rezidiv feststellbar ist, muss man den Wert weiter kontrollieren, aber nichts weiter unternehmen. Der PSA-Wert bei einem Mann zwischen 70 und 80 Jahren wird mit max. 6,5 ug/l angegeben.

Bemerkenswert ist, dass die Tumorfragmente, die während der IRE-Behandlung freigesetzt werden, das Immunsystem der Patienten bei der Bekämpfung weiterer Tumore unterstützen.
Das hört sich schon mal gut an und man ist gern geneigt, diese Aussage zu glauben.

Mein nächster Kontrolltermin in Regensburg war Mitte Mai 2018. Die dazu notwendige Blutkontrolle sollte zeigen, ob sich der PSA-Wert stabilisiert hat.

Der zur Vorbereitung der sechsten Nachkontrolle ermittelte PSA-Wert war mit 4,45 ug/l noch mal höher. Dieser Wert hat die Professoren am Uniklinikum Regensburg aber nicht beunruhigt. Er sei in meiner Altersklasse in Ordnung. Auch diesmal konnten keine Tumorreste durch die Sonografie und einem MRT, jeweils unter Einsatz von Kontrastmittel, gefunden werden.

Nach Beseitigung einer leichten Entzündung der Prostata wird der PSA-Wert wieder etwas sinken, meinte der untersuchende Professor. Nach drei Monaten stellt sich dann der PSA-Wert tatsächlich auf 3,40 ug/l ein.

Sorge bereitet das erneute Wachstum der Prostata auf einen Durchmesser von 5 cm. Damit ist der Volumenverlust durch die IRE mehr als aufgebraucht. Probleme beim Wasserlassen haben sich aber nicht eingestellt. Der Strahl hat in den letzten Wochen sogar zugenommen. Trotzdem ist das Fassungsvermögen der Blase deutlich eingeschränkt.

Bei der folgenden Nachkontrolle beim Urologen wurde ein PSA-

Wert von 8,9 ng/ml gemessen. Obwohl ich am Tage der Blutentnahme im Unterleib eine Entzündung fühlte, war das schon etwas beunruhigend. Daraufhin wurde eine weitere Kontrolle in vier Wochen festgelegt. Nun wurde wieder ein PSA-Wert von 3,2 ng/ml ermittelt.

Im Internet wird berichtet, dass sich PSA-Werte nach einer IRE auch mit 0,16 ng/ml eingestellt haben. Man weiß, dass auch verschiedene mechanische Beeinträchtigungen der Prostata, wie zum Beispiel Radfahren, zu einem erhöhten PSA-Wert führen können.

Ich würde mich heute auch wieder für die irreversible Elektroporotion als Therapie entscheiden. Man fühlt sich sehr schnell als völlig geheilt. Die Seele findet recht zügig wieder ihr Gleichgewicht. Das Damoklesschwert der weiter größer werdenden Prostata bleibt nach dieser Therapie aber erhalten.

Wenn nichts mehr hilft – Cannabis ??

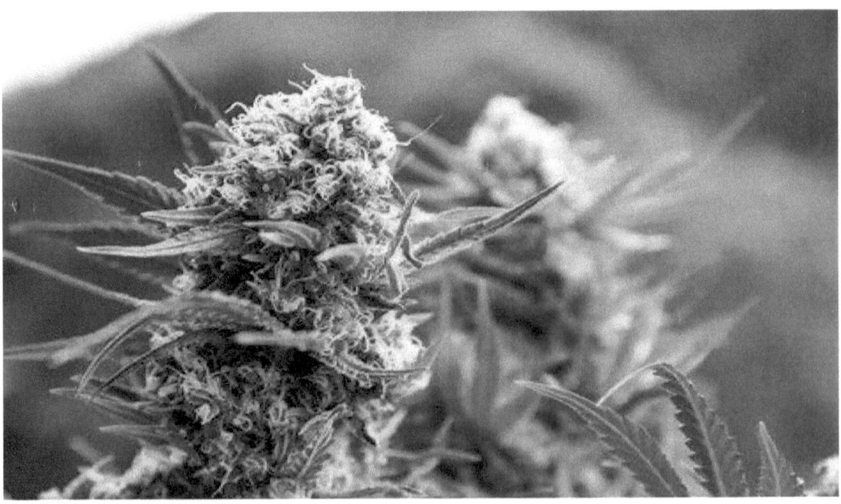

Nach entsprechenden Literaturstudium und der Differenzierung von TV-Berichten kann man vorsichtig davon ausgehen, dass das letzte Mittel gegen Prostatakrebs möglicherweise Cannabis sein könnte.

Es ist nachgewiesen, dass mindestens eine Sorte Cannabis Krebszellen vernichtet. Eigentlich sollte diese Tatsache genügen, um eine umfassende Anwendung zur Krebsheilung in die Wege zu leiten. Doch nichts passiert. Im Gegenteil: Die Wissenschaftler, die sich mit der Cannabisforschung beschäftigen, suchen zu Beratungen geheime Orte auf, um nicht in die Schlagzeilen zu geraten. Warum?

Mit Cannabis können folgende bekannte Wirkungen erzielt werden:

- Schmerzlindernd
- Antidepressiv
- Tumorhemmend
- Reduziert den Augeninnendruck
- Blutdruck senkend
- Erweitert die Bronchien
- Appetitssteigernd
- Hemmt Entzündungen
- Muskelentspannend

Im Internet berichten von Prostatakrebs Betroffene von Krebsvernichtung im fortgeschrittenen Stadium. Man sollte langsam bis zur täglichen Einnahme von 1 g Cannabis beginnen und dann diese Menge 60 Tage beibehalten. Damit werde der Krebs deutlich reduziert oder ganz beseitigt. Ob die Wirkung bei jedem Mann gleich ist, ist nicht bekannt.

In wie weit das tägliche Gramm Auswirkungen auf die Psyche hat, wird leider nicht beschrieben. Da Cannabis auch positive Wirkungen auf andere Krankheiten hat, kann man sicher den 60- Tage-Zyklus mehrfach wiederholen.

Dick Simpson, ein kanadischer Cannabis-Aktivist, hält eine tägliche Menge von 0,5 Gramm für ausreichend. Mit seinem Cannabis-Öl versorgt er mit Erfolg Patienten weltweit. Trotzdem muss er vorsichtig sein, um nicht verhaftet zu werden. Bleibt wieder die Frage, weshalb?

Israelische Wissenschaftler haben vier verschiedene Sorten geprüft und herausgefunden, dass eine bestimmte Sorte Cannabis die Krebszellen vernichtet. Sie wissen aber noch nicht, warum. Drei andere Sorten vernichten die Krebszellen nicht. Den von Krebs

Betroffenen interessiert das eigentlich nicht. Man müsste nur die wirksame Sorte benennen. Woher soll der Laie wissen, welches Cannabis das richtige ist?

Die Beschaffung der erforderlichen Cannabismenge ist in Deutschland noch ein Problem. Ärzte dürfen derzeit den Stoff nur für die Schmerzlinderung verschreiben. Dafür ist wohl für die jeweils erste Abgabe für einen Patient eine längere Begründung mitzuliefern. Das hemmt schon mal die Bereitschaft eines Arztes, über eine Schmerz-Therapie hinaus, ein Rezept auszufüllen.

Bis zur Legalisierung des Cannabiskonsums in Deutschland, sind also andere Quellen zu erschließen. Sollte es tatsächlich das letzte Mittel zur Krebsbeseitigung sein, wird man sicherlich auch irgendwann fündig.

Ich könnte mir vorstellen, dass bei einem Rezidiv (Neuerkrankungen) nach einer Totaloperation der Prostata, das durch eine erneute Operation oder Therapie nicht beseitigt werden kann, auch ein

Arzt für eine Verschreibung zu gewinnen ist.

Damit ein Arzt Cannabis verschreiben darf, muss es sich um eine schwerwiegende Erkrankung handeln, es muss keine andere, dem medizinischen Standard entsprechende Behandlung möglich sein und es muss eine Aussicht auf Besserung durch den Cannabis-Einsatz bestehen.

Wie man hört, ist der Bedarf an Cannabis in Deutschland, nach der Verschreibungszulassung durch Ärzte, sehr deutlich angestiegen. Sollte das allein der Linderung von Schmerzen geschuldet sein, wird sich die Pharmaindustrie etwas einfallen lassen müssen, um den Verlust beim Schmerzmittelverkauf auszugleichen. Damit wird die Legalisierung von Cannabis von dieser Branche kaum unterstützt werden.

Die im Internet eingestellten Berichte zur Verwendung von Cannabis zur Behandlung eines Prostatakrebses beziehen sich auf einen Anteil des Tetrahydrocannabinol (THC) von 70 % und 25 % CBD. Der THC-Wert ist deswegen eher sonderbar, da alle bekannten, medizinisch nutzbaren Cannabis-Sorten einen THC-Anteil zwischen 16 und 24 % ausweisen. Zur medizinischen Behandlung arbeitet man außerdem nur mit Mengen von 10 bis 15 mg pro Tag. Im Buch von Michael Backes: „Cannabis als Medizin"- Kopp-Verlag werden alle Sorten mit ihren Wirkungen erläutert.

Bei einem Report im Internet handelt es sich um einen 69-jährigen Mann mit Prostatakrebs mit vielen Metastasen und einem PSA-Wert von 4800 ng/ml (!), der mit Cannabis dem Krebswachstum Einhalt geboten hat. Innerhalb eines halben Jahres konnte er den PSA-Wert auf 14 senken. Er kann nach allen Untersuchungen davon ausgehen, dass er geheilt ist.

Noch gibt es kaum offizielle Studien oder allgemein belastbare

Erkenntnisse über die Schmerzlinderung hinaus zum Einsatz von Cannabis. Im Fernsehen wurden positive Ergebnisse der Universitätsklinik Rostock zur Behandlung von Prostatakrebs mit Cannabis erwähnt, aber leider nicht weiter ausgeführt. Die damit Beschäftigten werden natürlich mit Fragen von Patienten bombardiert.

Ob sich zur Studienarbeit kurzfristig etwas ändert, ist eher nicht zu erwarten. Die Pharmaindustrie wird sich bei der Finanzierung von Langzeitstudien sicher deutlich zurück halten.

Die in letzter Zeit sich häufenden Veröffentlichungen zur medizinischen Verwendung von Cannabis, sollte man nicht allzu ernst nehmen. Eigentlich weiß niemand etwas Genaues zum Einsatz der Substanz im Heilungsprozess von Krankheiten.
Da hilft nur für alle, die es sich gesundheitlich noch leisten können, abzuwarten oder es selbst auszuprobieren.

In Deutschland sind inzwischen kanadische Unternehmen mit dem Hanfanbau beschäftigt, so zum Beispiel das Unternehmen Wayland im sächsischen Ebersbach. Über kurz oder lang wird dieses Unternehmen auch Cannabis mit den entsprechenden Wirkstoffen Cannabidiol und Tetrahydrocannabinol anbauen. Gegenwärtig bekommen etwa 20.000 Kassenpatienten ein Rezept mit Cannabis verschrieben. Andere Quellen sprechen von 60.000 im Jahr 2018.
Der Cannabis-Anbau wird auch in Deutschland ein Milliardengeschäft.

Für Betroffene, deren Prostatakrebs Metastasen gebildet hat und die schulmedizinischen Möglichkeiten ausgeschöpft sind, kann Cannabis der rettende Stoff sein. Andererseits soll die Wirkung besser sein, wenn noch keine schulmedizinische Maßnahmen durchgeführt wurden.

Neueste Erkenntnisse

Kürzlich las ich im Business Insider Deutschland über einen Mainzer Forscher, der an einem Impfstoff arbeitet, der dem Körper hilft, Krebszellen zu bekämpfen.

Diese Impfung enthält sogenannte Nanopartikel, die mit Suchmotiven versehen sind. Sie bringen dem Immunsystem bei, Krebszellen zu erkennen und zu töten.
Versuche an Hautkrebs-Patienten verliefen vielversprechend.

Selbst wenn sich positive Ergebnisse fortsetzen, dauert der Prozess, bis eine solche Therapie Bestandteil einer Leitlinie wird, noch viele Jahre.

Die Bild-Zeitung berichtete kürzlich über israelische Wissenschaftler, die glauben, Krebs in einem Jahr heilen zu können. Dabei soll ein Mehrfachangriff auf die Rezeptoren der Krebszellen erfolgen. Dadurch ist eine Mutation der Krebszellen, um sich vor Medikamenten zu schützen, nicht mehr möglich. Die Methode wurde „MuTaTo", abgeleitet von „multi-target toxin", genannt. Indem vom Patient eine Gewebeprobe entnommen wird, kann ein spezielles Anti-Krebs-Gemisch hergestellt werden.

Die Therapie wurde bisher nur an Mäusen getestet. Damit stehen diverse Studien mit Menschen noch aus. Ehe eine solche Behandlung Bestandteil einer Leitlinie wird, dürften einige Jahre ins Land gehen. Sollten sich sehr schnell Erfolge einstellen, könnte sich eine Zulassung sicher auch schneller realisieren lassen.

Genetische Analyse

In Dresden arbeitet man an einer Hochgeschwindigkeits- Supersoftware zur genetischen Analyse einzelner Zellen. Der Blick in

die Gene der Einzelzellen macht die wirklichen Ursachen von Krankheiten sichtbar. Der Arzt erkennt in den Genen dann, welches Krebsmedikament zum Beispiel bei wem am besten wirken würde.
Damit wird der einzelne Mensch wieder interessant.

In der Uniklinik Dresden hat man kürzlich einen Mann, mit einem faustgroßen Lymphdrüsen-Tumor im Magen, mit der Gentherapie vermutlich erfolgreich therapiert. Nach einigen Chemo-Therapien, die nur geringe Erfolge zeigten, wurde er mit körpereigenen, aufgerüsteten Immunzellen behandelt. Damit konnte der Krebs beseitigt werden, ob er wieder kommt, muss man abwarten.

Derzeit kostet eine solche Therapie immerhin 300.000 Euro. Dieser Patient ist wohl der erste Ostdeutsche, der damit behandelt wurde. Bei diesen Kosten bleibt die Frage, was ist unserer Gesellschaft ein Leben wert?
Nach all diesen erfolgsversprechenden Aktivitäten scheint die Aussage von Bill Gates, dass die Krankheit Krebs in 30 Jahren beherrschbar ist, nicht mehr ganz aus der Luft gegriffen.

Zusammenfassung meiner persönlichen Erfahrungen und Erkenntnisse für sogenannte Praktiker:

1. Die Diagnose Prostatakrebs ist (zumindest im fortgeschrittenen Alter eines Mannes) kein Todesurteil. Man kann sich in Ruhe über die weitere Behandlung kundig machen oder, im günstigsten Fall, auch den Tumor nur aktiv beobachten. Die Größe und die Ausbreitung spielt, neben der Aggressivität des Krebsherdes, eine entscheidende Rolle. Eine gesunde Seele generiert die notwendige Gelassenheit.

2. Durch die Ernährung ist ein Prostatakrebs nur durch ein Genesungswunder heilbar. Ein starkes Immunsystem hilft

aber, alle anstehenden Prozesse locker wegzustecken. Viel Gemüse bringt die Möglichkeit, ein solches Immunsystem aufzubauen. Im Vorfeld lässt sich das Risiko für ein Prostatakarzinom durch die Ernährung durchaus minimieren.

3. Es ist sehr wichtig, den Vitamin D3 – Wert zu bestimmen und immer zwischen 30 und 70 ug/l zu halten. Ein zu niedriger Wert kann Ausgangspunkt für Krebs sein. Wer sich bisher nicht um diesen Wert gekümmert hat, wird erstaunt sein, wie groß sein Mangel tatsächlich ist.

   Wer einen Vitamin-D3-Mangel hat wird krank!

4. Zucker, Milch und Milchprodukte sind bei Prostatakrebs und dessen Vorbeugung zu meiden. Es gibt genug Alternativen, wie Kokos- oder Hafermilch, auch im Discounter.

5. Ist der Krebs festgestellt, neigt man dazu, ihn auch zu beseitigen. Es gibt inzwischen viele Möglichkeiten, den Krebsherd zu entfernen. Entscheidend ist die Größe und ob sich der Krebs noch in der Prostata befindet. Um die beste Therapie zu ermitteln, sollte man sich Zeit lassen.

6. Eine Totaloperation der Prostata hat den Vorteil, dass alle Probleme beseitigt sein können, wenn es zu keiner dauerhaften Inkontinenz oder zu keinem Rezidiv (Rückfall) kommt. Die Blase steht dann wieder in voller Größe zur Verfügung. Ob noch eine Sexualfunktion gegeben ist, liegt am Erfolg der OP. In der Regel ist das nicht der Fall.

7. Ich habe die *Irreversible Elektroporotion* (IRE) als eine geeignete Möglichkeit der Krebsentfernung für mich gewählt. Der Eingriff dauert maximal 30 Minuten

und verläuft weitgehend ohne Komplikationen. Der PSA-Wert kann sich wieder in der altersbedingten Höhe einstellen.

Das weitere Wachstum der Prostata wird nicht verhindert. Alle Funktionen der Prostata bleiben in der Regel erhalten. Bei einem Rückfall lässt sich diese Therapie mehrmals wiederholen. Nach der IRE ist kein Kuraufenthalt vorgesehen, es erfolgen nur einige Nachkontrollen.

Die IRE-Therapie wurde bei mir im Uniklinikum Regensburg durchgeführt. Die Kostenübernahme ist mit der Krankenkasse auszuhandeln. Kann man die Behandlung als Prostataablation deklarieren, ist sie Bestandteil der Leitlinie, so dass man sich um die Finanzierung nicht weiter zu kümmern braucht.

8. Eine weitere Behandlungsmöglichkeit scheint mir die HIFU-Therapie zu sein. Sie sollte in Betracht gezogen werden, wenn eine IRE nicht möglich ist. Wie schon erwähnt, darf dann keine Verkalkung der Prostata vorliegen. Auch diese Therapie ist nach meiner Kenntnis noch nicht Bestandteil der entsprechenden Leitlinie.
   Die verbleibenden Rückstände in der Prostata können negativ wirken.

9. Eine Möglichkeit, den Krebs ohne oder mit Operation auf natürlichen Weg zu beseitigen, scheint der Einsatz von *Cannabis* zu sein. Im Internet werden entsprechende Erfolge erläutert. Einen Versuch sollte es spätestens wert sein, wenn der Krebs metastasiert hat und die schulmedizinischen Möglichkeiten für eine Heilung ausgeschöpft sind.

10. Zur Zuckerspiegelsenkung werden einige Substanzen an-

geboten, die aber nach ausgiebiger Erprobung bei mir nichts gebracht haben. Das trifft auf Zwiebeln, Zimt und Vitamin D3 zu. Lediglich umfangreiche sportliche Betätigungen zeigen eine positive Wirkung. Auch durch Intervallfasten konnte ich meinen Zuckerspiegel nicht senken. Nahrungsergänzung-Präparate erhöhten sogar den Zuckerwert im Blut.

Meine Empfehlung für eine gesunde Ernährung:

Frühstück

3 EL Haferflocken
1 EL Leinsamen geschrotet
3 EL Leinöl
1 TL Kakao
1 HV Wallnusskerne
2 EL Cornflakes mit Honig überzogen
Hafer-, Kokos- oder Mandelmilch nach Bedarf

Mittagessen

1 große Karotte in Scheiben geschnitten
1 Zucchini in kleine Scheiben geschnitten
1 Bio-Paprikaschote, geschnitten
1 halbe oder ganze Zwiebel, fein zerkleinert
1 große Bio-Tomate, in Stücken
1 220 Gramm Hühnerfiletstückchen gebraten, Kidneybohnen oder/und 2 Eier
Mit Pfeffer und Knoblauch würzen

1 Kapsel Kurkuma

Vesper (Kaffeetrinken)

1 Vollkorn Roggenbrötchen mit Schinken oder Hagebutten-Marmelade (Bio)

Abendbrot

2 Schnitten Vollkornbrot mit Butter, Schinken oder Salami Radieschen, Tomate und Kohlrabi

1 Kapsel Kurkuma

Mit dieser Ernährung lässt sich das Gewicht konstant halten.
An den Wochenenden habe ich eine gesunde Hausmannskost zu mir genommen. Etwas Abwechslung muss sein.

Ein ansprechendes Sportprogramm erhöht den Fitnesszustand und verbessert das Wohlbefinden. Es genügen fünfmal sportliche Aktivitäten von einer halben Stunde pro Woche.

Eine neue Studie des Atmosphärenforschers Joe Lelieveld und des Kardiologen Thomas Münzel, veröffentlich im „European Heart Journal", deutet darauf hin, dass neben Krebserkrankungen der Feinstaub uns Menschen in Zukunft steigend belasten wird. Sie haben für Deutschland 150 Todesfälle durch Feinstaub auf 100.000 Einwohner pro Jahr hochgerechnet. Das sind 345 Todesfälle am Tag!

Bereits nach 17 Minuten sitzen beginnt der Alterungsprozess, sagt ein Professor in einem Beitrag unserer Tageszeitung „Freie Presse". Das macht schon nachdenklich, also bewegen!

Wenn man alles mit Erfolg hinter sich gebracht hat, sollte man noch einige Tipps für ein langes Leben beachten:

- Optimismus – wer zuversichtlich in die Zukunft blickt, lebt länger, wer oft Glück verspürt, bildet mehr Immunzellen
- Natur – wer im Grünen lebt, entspannt die Nerven
- Ausgeglichenheit – auf Pausen und Freizeit im achten
- Geistige Aktivitäten – wer mit 60 Fremdsprachen, mit 70 Panflöte spielen lernt, halbiert sein Alzheimer-Risiko
- Partnerschaft – wer glücklich ist, lebt länger
- Freundliche Nachbarn – Geselligkeit entspannt
- Glaube – wer an das ewige Leben glaubt, stärkt die Abwehr und senkt den Blutdruck, lebt deutlich länger
- Ernährung – Gemüse und Obst schützen die Zellen
- Aktiv sein – schützt vor Krebs
- Zahnpflege – schützt vor herzgefährdenden Keimen
- Sex – guter Sex erhöht die Lebenserwartung um vier Jahre

Kampftrinken, Schlafmangel, Fast Food, geringes Selbstwertgefühl und Rauchen senkt die Lebenszeit um drei bis acht Jahre!

Zum Schluss möchte ich dem Team der Urologie in Werdau, den Mitarbeitern der Urologie im HBK Zwickau und nicht zuletzt dem Team der Radiologie im Uniklinikum Regensburg für die wohltuende Betreuung herzlich danken!

Quellennachweis

- Ty Bollinger – Krebs verstehen und natürlich heilen – Kopp-Verlag
- www.zentrum-der-gesundheit.de
- Der blaue Ratgeber – Prostata-Krebs, Deutsche Krebshilfe
- Wie ernähre ich mich bei Krebs, Verbraucherzentrale
- Dr. Johanna Budwig – Öl-Eiweiß-Kost, Sensei Verlag
- Dr. Hittich, Gesundheitsmittel
- Zeiten*Schrift- Magazin für mehr Qualität und Wahrheit
- Klinik für Prostata-Therapie Heidelberg
- Prostata-Center Frankfurt/Offenbach
- Freie Presse – Tageszeitung, Die umstrittene Vollkornthese
- Apotheken Umschau, Schädliche Vitamine
- Business Insider Deutschland, Impfung gegen Krebs
- Der Lifestyle- Insider.de
- Zeit-Online, Kaffee
- Cannabis-Öl, Alternative Krebstherapie
- Michael Backes – Cannabis als Medizin – Kopp-Verlag
- Die Welt, Krebstherapie ohne Schmerz-mit Ultraschall
- Gehirn und Geist Ratgeber
- Bio Par Org, Zapperanleitung, Silvio Hickmann
- Klinik St. Georg Bad Aibling, gegen Krebs ist doch ein Kraut gewachsen, Dr. Douwes
- www.vitaminexpress.org – Vitamin D3 mit K2
- 1001 Frucht Regensburg - Trockenfrüchte
- Stiftung Deutsche Krebshilfe
- Tamsulosin Basios 0,4 mg, Gebrauchsinformation
- Institut für Diagnostische und interventionelle Radiologie Frankfurt, Prof. Dr. med. Thomas Vogl
- Universitätsklinikum Regensburg, Institut für Röntgen-Diagnostik, irreversible Elektroporotion
- Goji-Beerenpower, Lebensbaum Verlag
- Suzy Cohen- Diabetes heilen ohne Medikamente-Kopp-V.